結局 ベイズって何ができるの？

ベイズ流医療統計

新潟医療福祉大学医療経営管理学部医療情報管理学科
井上 弘樹 著

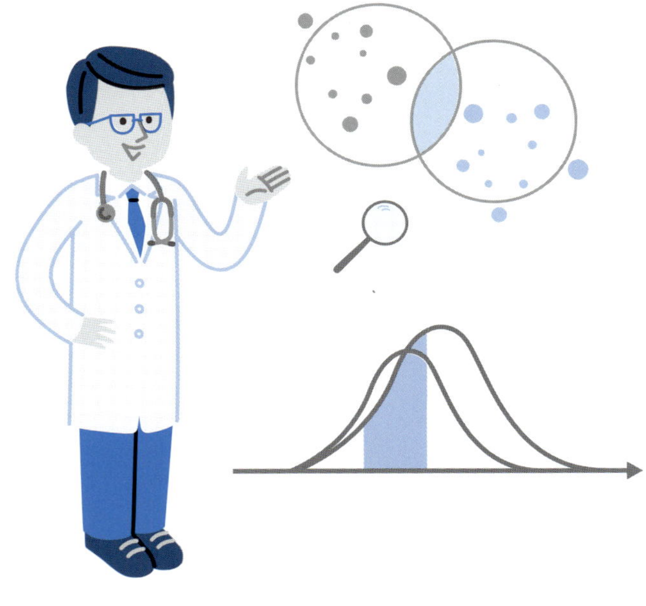

診断と治療社

序　文

この本を書くにあたり，「ベイズ流の統計は医学医療分野で何ができるのか？」そして「もし自分なら，それをどうやって知ろうとするか？」について考えました．答えは，まず当代の関連論文を集めてきて精読し，個々の論文から得られた知見から，こういうことができるのだろうと帰納的に推論することでした．それに今までの学習で得られたベイズ統計関連の知識を基礎にした，演繹的思考を組み合わせるのがよい（のだろう）と結論づけました．

しかし，論文を読むにしても，知りたいことを適切に教えてくれる論文を効率よく探し出さないといけません．さらには，そもそも日常のプラクティスに忙殺されている立場では「そんな時間ないよ」という人のほうが多いのではないでしょうか？

本書は，そのような皆さまのために，エッセンスを凝縮してお届けすることを目指しました．そして，先人たちの著された多くのベイズ統計の書物と少し異なるアプローチを行いました．具体的には物語風の文章を基本とし，なるべく観念的な表現を避けるように心がけました．また，診断と治療社の編集者と相談して，馴染みやすい体裁になるように努めました．しかし，それでも臨床系の記事とは異なり，「ここだけ押さえておけばOK！」というキーワードやポイントに乏しい，かつ，どうしても形而上的な表現になってしまっている箇所も，一部にあることをお許しください．

また，かつて「標本分散（不偏分散）はなんで n じゃなくて n-1 で除さないとだめなのだ？」という疑問に対し，数式をわざわざ書いてやっと納得した筆者の性分ゆえに，一部では相応の数式も説明に使っています．物語風といいつつ，一部で数式が駆け回ったりと，やや不統一な趣にはなるかもしれませんが，ベイズ流の本質は，数学（的思考）の応用に加えて，意思決定における決定者の価値観までも包含する広範なものです．ここに頻度論的統計学とは異なる，独自の世界を有しているベイズ統計の可能性と魅力を感じ取ってもらえれば幸いです．

本書が，読者の皆さまにとってベイズ統計の理解を深める助けとなり，ベイズ統計がさらなる探求の道標となることを願っています．

2024 年 8 月 20 日

井上　弘樹

目 次

序文 …… iii
本書の構成とガイダンス …… viii

第1章 はじめに

1 臨床診断と事前情報を用いた推論 …… 2
　1. 誰でも知っている感度・特異度の話から …… 2
　2. 有病率は「率」じゃなくて本当は「割合」なんです …… 3
　3. 有病率改め有病割合をどうするのか …… 4
　4. 疾患の有病割合を最も簡単にベイズ推測する話 …… 5
2 急増したベイズ統計を用いた研究 …… 7

第2章 ベイズ流の基礎知識

1 ベイズ統計のすべてはベイズの定理から始まる …… 10
　1. ベイズの定理 …… 10
　　A. ベイズ流は確率を条件付き確率として扱う　10
　　B. 最も身近なベイズ推測の例　12
2 ベイズ推測の基本的なステップ―観測値から事後確率へ …… 14
　1. ベイズ推測の基本的な流れ …… 14
　2. 発生割合のベイズ推測―二項データの生起確率 …… 14
　　A. 医療分野でのアウトカムと二項データ　14
　　B. ベータ分布が自然共役事前分布になる場合　18
　　C. 応 用　19
　　D. 第1章の有病割合推測の種明かし　24
　3. 発生率のベイズ推測 …… 25
　　A. ポアソン分布のベイズ推測　25
　　B. ガンマ分布が自然共役事前分布になる場合　27
　　C. 応 用　28
　4. 平均と分散の推測 …… 29
　　A. 正規分布のベイズ推測　29
　　B. μをベイズ推測する　30
　　C. σ^2をベイズ推測する　33
　　D. 応 用　37

3 観測データの扱い：観測データの i.i.d. と交換可能性について …… 40
1. i.i.d.：独立に同一の分布に従うこと …… 40
2. i.i.d. の担保と交換可能性 …… 40
4 ベイズ推測の特長と注意点 …… 42

第 3 章 臨床家のためのマルコフ連鎖モンテカルロ法

1 計算数学的手法による近似 …… 46
1. 解析的手法の限界 …… 46
A. ベータ分布引くベータ分布は何分布？ 46
B. 解析的手法を使わない・使えないときの対処 47
2. モンテカルロ法 …… 47
A. コンピューターの数値計算による近似 47
B. モンテカルロ法とは 48
C. 簡単なモンテカルロシミュレーション 48
D. 注意：乱数が確率現象を模擬的に再現できていないと結果が怪しくなる 50
E. ベータ分布引くベータ分布をモンテカルロシミュレーションで 52
2 サンプリングの原理 …… 54
1. マルコフ連鎖モンテカルロ法
—それはサンプル（乱数）からサンプル（乱数）を生み出す …… 54
A. マルコフ連鎖 54
B. 最も簡単なマルコフ連鎖モンテカルロ法の例 58
C. マルコフ連鎖モンテカルロ法とは 69
D. サンプリングしている変数が 3 個の例 70
2. ギブス・サンプリング …… 80
3 サンプリングのアルゴリズム …… 82
1. メトロポリス・ヘイスティングス法 …… 82
A. ギブス・サンプリングが使えない場合 82
B. メトロポリス・ヘイスティングス法でサンプリングする際の方針というか，
たとえ話 83
C. 当たるか当たらないかの見込みを用いた勝ち抜き？制の相対評価 84
D. もうちょっと細かい設定とルールの話 85
E. メトロポリス・ヘイスティングス法の利点 89
F. メトロポリス・ヘイスティングス法の欠点・弱点 90
6. ハミルトニアンモンテカルロ法 …… 91
A. より効率的なサンプル提案法 91
B. ハミルトニアンモンテカルロ法を搭載している「Stan」と
ここに至ってお断りです 93

4 モデリングとシミュレーション 97
1. モデリングの例 97
A. モデリングの例としてのベイズ流メタアナリシス 97
B. 対象とする一次研究の形 97
C. モデリングの手順 98
D. サンプリング法の選択—このモデルではギブス・サンプリングはムリ？ 101
E. 結 果 103
F. 備 考 104
2. シミュレーションの手順・設定・評価 104
A. シミュレーションの手順 104
B. シミュレーションがうまく実行できているかを評価します 105
3. 構築されたモデルについて 108
A. モデルをどのように構築していったらよいのでしょうか 108
B. マルコフ連鎖モンテカルロ計算の失敗しやすい例 112

第 4 章 ベイズ流臨床研究

1 ベイズ流ロジスティック回帰モデルを用いたスタディ 120
1. ロジスティック回帰モデルについてのおさらい 120
2. 実際の事例 121
A. 方法での注意点 122
B. モデル作成のプロセス 122
C. 結果のどこをみるか 124
D. ベイズ流オッズ比の解釈 125
E. その他 127
2 ベイズ流 Cox 回帰モデルを用いたスタディ 129
1. Cox 回帰モデルについてのおさらい 129
2. ベイズ流 Cox 回帰モデル 130
3. 実際の事例 130
A. ベイズ流 Cox 回帰モデルがどのように使われているか 132
B. 結 果 133
C. その他 133
3 ベイズ流アダプティブデザイン 136
1 アダプティブ用量探索（用量漸増）デザイン 136
1. アダプティブデザインとは？ 136
2. アダプティブデザインにはどのようなものがありますか？ 136
3. 用量探索（用量漸増）デザインについてのおさらい 137

4. 従来の用量増減デザイン：3＋3 法とその弱点 137
5. モデルの前提 138
6. 用量割り当てルール 141
7. 除外ルール 143
8. 例外ルール 143
9. 備考というか問題 143
A. 参加してもらう患者人数について 143
B. 種々の値の設定について 145

2 アダプティブランダム化デザイン 147
1. アダプティブランダム化デザインとは 147
2. アダプティブランダム化デザインが用いられる 2 つの場合 147
A. 倫理的な問題となりえる場合 147
B. 群間のサンプルサイズの差を抑えたい場合 147
3. ベイズ流の割り当てデザイン 148
A. デザインの前提 149
B. モデルの設定 149
C. CR が得られるまでの期間の確率分布 150
D. 各群の CR 発現の確率分布 152
E. 除外ルール 154
F. 備 考 154
G. 他の方法について 156
4. I/II相シームレス試験への応用 156

3 アダプティブ群逐次デザイン 158
1. 群逐次デザインとは 158
2. 群逐次デザインはどのような場合に用いられるか 158
3. 群逐次デザインにベイズ流手法が用いられる利点 158
4. タイプIエラーの制御：群逐次デザインを行うにあたって 159
5. ベイズ流群逐次デザインの例 160
A. 最も単純なモデル 160
B. ベイズ流群逐次デザインにおけるタイプ I エラー 162
C. ベイズ流タイプ I エラーの計算と制御 162
D. 予測確率を用いた早期中止ルール 162
E. 2 値データ形式以外のエンドポイントについて 164

索引 166
著者プロフィール 169

本書の構成とガイダンス

21世紀も早や20数年を経てベイズ統計学関係の書籍が多く書店に並ぶようになり，今やどの本も選び放題？といった状態にまでなっていると思います．このようにベイズ統計に衆目が注がれるのは誠に喜ばしいことです．ただし，初学者向けの本と，専門的ですが（失礼ながら）晦渋な本の2種類に分かれており，入門書から勉強を始めて進んでいくと途中の敷居がやたら高くなる印象を常日頃感じておりました．本書はその間隙を埋め，段差を緩くすることによりモデリングとシミュレーションの概形を知ってもらい，さらには臨床研究へどのように応用されているかを知ってもらえればということを狙ったつもりです．

近年，医学医療分野でも注目されるようになってきたベイズ統計について，第1章は導入であり，第2章はベイズ統計の原理と基本的な考え方，おもなルール，解析的な手法のいくつかについて述べております．

第3章はマルコフ連鎖モンテカルロ法を取り上げ，モデリングとシミュレーションについて述べております．

第4章では，昨今の研究を例として取り上げ，臨床研究への応用について紹介しています．

すでに先行する書籍などを経てベイズ統計の基本に触れてこられた読者には，第1章，第2章の内容は眠たいかもしれません．いっそのこと飛ばしていきなり第3章から読み進めるのもよいかもしれません．

2020年代の現在，ベイズ統計が臨床研究でどのように応用されているかを手っ取り早く知ろうとする場合は，いきなり第4章を読まれてもよろしいかもしれません．

※本書はベイズ流思考の過程を理解しやすくするため，一部で数式を多めに記述している箇所があります．これは式がはじめから変形していくさまをみていただくことを目的としており，数式自体を覚える必要はまったくありません（ただし，大学共通教養科目にある線形代数と積分の知識があるに越したことはありません）．

拙著は遠い昔，筆者が読んだ「矯正に強くなる本」[1]からインスパイアされました．昔，筆者は今とは全然違うことをやっていて，1988 年当時，歯科矯正の成書は種類が少なく非常に高額かつ内容がむずかしい割には解説が詳細でもなく（少なくとも本人にはそうみえました），学習に悩んでいたのですが，その本は縦書き右綴じの新書のような体裁で 300 ページ弱，日常会話に近い文体でイラストやたとえ話，写真などを多用しているものの，日常臨床で大事であろうこと・成書では書かれているようで書かれていない細かい用語を解説してくれていて，体裁によらず微に入り細にわたりといいますか，読者に対して痒いところに手が届くといいますか，親切というか，大層やさしい態度を示してくれていた印象の本であったと記憶しております．今，手に取ってみると冒頭には世界に大きな変革のうねりが起きていること，これまでのやり方が通用しないことなどが書かれていて「今だってそうじゃないのですか？」と思いますけど，「……日本はあらゆるところで貿易摩擦を起こし……」の記載は時代を感じさせます．本書は縦書き右綴じではありませんが，わずかでも筆者が昔出会ったその本のようになれればいいなと思います．

■文　献

1）東京バイオプログレッシブ・スタディ・クラブ（編）：矯正に強くなる本．第 2 版，クインテッセンス出版，1986：9–18.

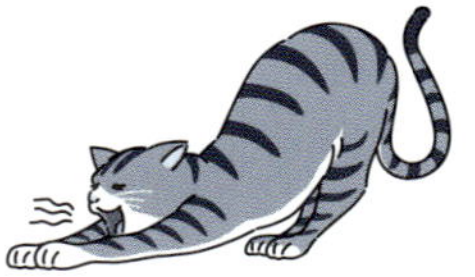

第1章

はじめに

ここではイントロとして，日常の医学判断にかかわる疾患の感度・特異度に影響を与える有病割合をベイズ推測する話や，ベイズ統計を用いた医学分野の研究が急増している現状について触れます．

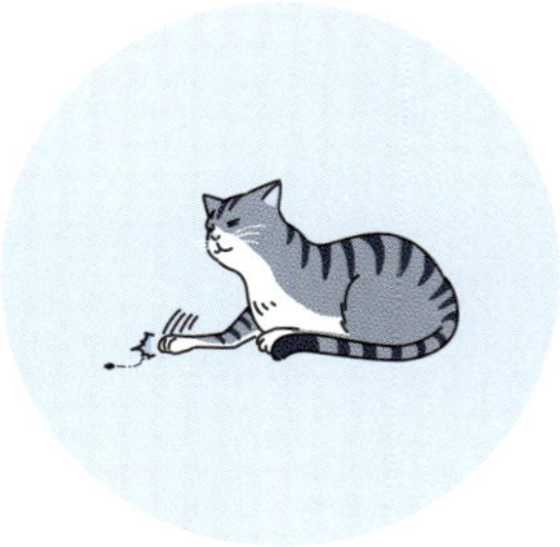

1　臨床診断と事前情報を用いた推論

1. 誰でも知っている感度・特異度の話から

今や医師国家試験にも出題されたことがあるという「感度・特異度」のお話をしましょう.

日常診療において医療現場では検査を行い，その結果からその患者さんが疾病ありなのか，なしなのかを判断します．その際に，結果は 4 通りに分けられることになります（図 1-1）．なぜなら，陽性には偽陽性があり陰性には偽陰性がありうる，ということがわかっているからです.

知りたいのは，陽性という検査結果からその患者さんが真に病気なのか，または陰性という検査結果から真に病気ではないのかということです．それらの確率をそれぞれ陽性検査的中率（positive predictive value：PPV）と陰性検査的中率（negative predictive value：NPV）とよびます.

陽性検査的中率も陰性検査的中率も以下の式で算出できます[1].

$$\text{陽性検査的中率}=\frac{\text{感度}\times\text{有病率}}{(\text{感度}\times\text{有病率})+\{(1-\text{特異度})\times(1-\text{有病率})\}}$$

$$\text{陰性検査的中率}=\frac{\text{特異度}\times(1-\text{有病率})}{\{(1-\text{感度})\times\text{有病率}\}+\{\text{特異度}\times(1-\text{有病率})\}}$$

	疾病あり	疾病なし
検査陽性	真陽性	偽陽性
検査陰性	偽陰性	真陰性

図 1-1　検査結果の 2×2 表

①感度：実際に病気である人を正しく陽性と判定する確率．真陽性人数/(真陽性人数＋偽陰性人数)
②特異度：実際に病気ではない人を正しく陰性と判定する確率．真陰性人数/(偽陽性人数＋真陰性人数)
③有病率：ある人が実際に病気である確率．ある断面での（真陽性人数＋偽陰性人数)/全人数

前記の式で検査結果から実際の病気の有無を推測することができますが，計算には検査の①感度と②特異度，病気の③有病率の値が必要だ，ということに容易に気がつきます．この 3 つを調べるにはどうしたらよいのでしょうか…….

発表された研究結果や公理公準（実際には値）が，実際にはどうなっているのか？を時にはじゅうたん爆撃的に調べ倒して現実の値（より真に近い値）を求めてみよう，というのをバリデーション・スタディとよびます．

①感度と②特異度は，それぞれの検査について全被験者のうちどれくらいの割合の人が本当に病気であったのか否かをより厳密な検査（内視鏡とか生検とか剖検など）を行ったうえで後ろ向きに割り出すことができ（る，と思い）ます．何らかの信用できる成書や文献から値を得るというのが現実的なところでしょう．
では③有病率はどのようにして求めるのでしょうか？

2. 有病率は「率」じゃなくて本当は「割合」なんです

ここで話が脇道にそれますが，率（rate）と割合（proportion），比（ratio），比率の話をしましょう．率はあるものが時間の経過によってどれくらい変化するか，ということを指します．割合は「計測された数または値/全体の数または値」のことで，確率を「観測回数/すべての場合の数」と考えると確率は割合とみなしてよいと思います．比は単に違う 2 者の片方をもう片方で割ったものとなります（率比とか，オッズ比とかの「比」はこれ）．比率が厄介で，実は比率＝割合なのですね．前置きが長くなりましたが，本質的には割合を示した指標なのに，比率の「率」をとって何々「率」と命名した？ために本来の意味の率（rate）と紛らわしくなってしまっている指標があったりします（例：打率とか）．有病率もその 1 つで，さすがに 21 世紀に入ってからは有病率といわずに有病割合とよぶようになってきていると思います．ここからは有病率を有病割合と rename することにします．

3. 有病率改め有病割合をどうするのか

少し元に戻りますが，図 1-2 のように有病割合の値が変わると検査結果が陽性のときの陽性検査的中率が大きく変わってしまい，検査結果に基づく判断が大きく変化する可能性があるため，非常に困るところです．何十年前でしょうか，筆者が学部学生時代に講義を受けたときに，もちろんこの点は指摘されておりました．ある人は「自分の勘で決める（ワタシの勘によると，○○病の有病割合は△%です！）」とかでしょうし，記憶が曖昧ですが，またある人は「判断できないときはとりあえず有病割合を 10%としておきましょう」とか教えていましたし（いいのかそれで），「そのときそのときの状況（たとえば感染症ならその疾患が流行期かどうか，とかその自分の置かれた場所，たとえば病院で自分がその疾患の専門外来に配属されているかなど）で判断するしかないなー」という人もいました．たしかに，病院の外来に来る人たちとその辺を歩いている人たちで，有病割合がまるっきり一緒というのは明らかに違うような気がします．

では少しでも客観的に有病割合を得ることはできないでしょうか？　まず考えつくことは，母集団ではなく標本集団（サンプル）を設定して，そのサンプルのデータから，母集団を推測するという手です（対して全員のデータを採取して調査することを悉皆《しっかい》調査・全数調査とよびます）．これですと割合の統計分布（が二項分布に従うとみなして，二項分布もサンプルサイズを増やすと正規分布に近似できることから）から母集団の平均・分散を推測するとかできそうですね．

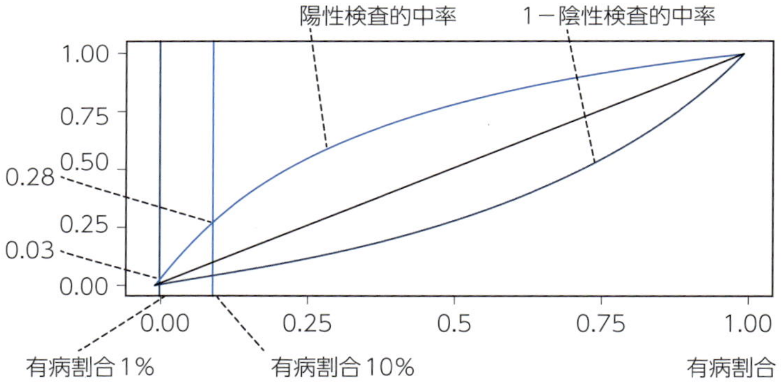

図 1-2　有病割合と検査的中率の関係
感度 70%，特異度 80%の検査だと，陽性検査的中率は有病割合が 1%のとき 0.03，有病割合が 10%のとき 0.28 と，有病割合によって大きく変わってしまう（縦軸は陽性検査的中率と 1−陰性検査的中率）

さらに，近年はレセプト情報・特定健診等情報データベース（ナショナルデータベース：NDB）のデータを分析することにより，実際の疾患患者数を推計することができそうです．データ利用申請には要件を満たさなければならない・手続きを経て審査をパスしなければならないという煩雑さがあるのですが，これだとバリデーション・スタディか，悉皆調査，またはそれに近い調査ができそうです．

しかし！　この本はベイズ統計の本ですので，このままだとベイズ統計の出番がないじゃないか！となり，これはまずいということでベイズ統計を使った有病割合の推測をしてみようと思います．

4. 疾患の有病割合を最も簡単にベイズ推測する話

最も簡単にベイズ推測するために，超幾何分布[2)]という確率分布を用います．

人口 N 人の集団中 M 人が有病者とします．さて N 人の集団から n 人を抽出したとき，抽出した n 人のなかで r 人有病者がいたとします．この n 人を診断して r 人を数えることは可能であったとします．この観測された n 人中の r（人数）は超幾何分布に従います．

超幾何分布の式（確率密度関数）：$P(r)=\dfrac{\dbinom{M}{r}\dbinom{N-M}{n-r}}{\dbinom{N}{n}}$

（注：$\dbinom{N}{x}={}_N C_x$ で，N から x 選んだときの組み合わせ数）

さて，有病者数 M と有病割合 M/N をベイズ推測しましょう．

その集団の人口 $N=50000$ 人でそのなかから抽出した標本集団 100 人を診察（観測）し，うち有病者 2 人．事前情報はなかったとします．

事後確率を計算すると M は 95％の確信度（信用区間）でおよそ 1700 から 3100 人の間の値を取り，有病割合 M/N は大体 0.034 から 0.062 の間を取ると推測されます．

標本集団から母集団を推測しているようにみえるため，通常の統計学的区間推定とどう違うのですか？と訝しがられるかもしれません．また，「事前情報」「事後確率」「確信度」「信用区間」といった独特な用語が出てきました．

ベイズ推測の特徴（特長）の1つですが，通常の区間推定ではその検定統計量（たとえば t 値とか，F 値とか，カイ二乗値とか）が従う確率分布と有意水準でその信頼区間が固定されているのに対して，ベイズ推測では母集団の母数を直接推測することができ，事前情報により推測する確率を柔軟に変化させることができ，推測の幅（値がどこからどこまで）を推測者が柔軟に変えることができます．そのときの推測の範囲で得られるものは事後確率といい，推測者の確信度を示しています．

■文　献

1）久道　茂：医学判断学入門―われわれの判断や解釈はまちがっていないか―．南江堂，1990：42-66．
2）蓑谷千凰彦：統計分布ハンドブック．朝倉書店，2003：439-446．

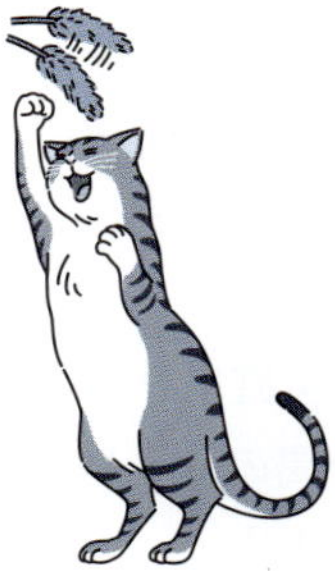

2　急増したベイズ統計を用いた研究

筆者がベイズ統計を知るようになったのは，大学の学部時代にベイズ統計が医学判断・臨床判断に応用できることを後の大学院時代の師匠にレクチャーされてからです．その後の大学院生活でベイズ統計に関する和書は筆者が知る限り 1990 年代にはぽつぽつ出てきていて，筆者はそれらの本に書かれてあることを視覚化したソフトウェアを自作したりしていました[1)]．

ところが，2020 年代に入り PubMed で論文数をみるとなんと！　ベイズ統計を用いた論文が激増しているではありませんか（図 1-3）．ベイズ流手法を応用した近年注目を浴びている適応的デザイン（アダプティブデザイン）研究も現れています（図 1-4）．このように，今後ますますベイズ統計を用いた研究は増加していくと見積もられ，自らの研究デザインへの導入はもとより，発表された論文の解釈・日常臨床への適用においても，読者側にベイズ統計に関する知識が今後さらに求められていくのは明らかであると思われます．

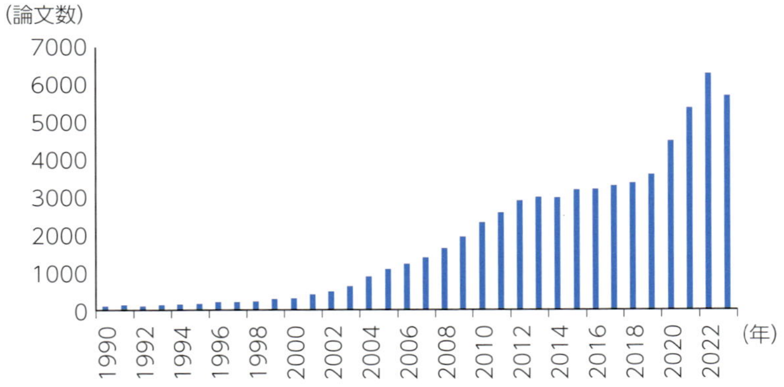

図 1-3　1990 年から 2023 年までの PubMed でのベイズ関連論文数
PubMed で単に「Bayes」で検索したもの．21 世紀に入ってから漸増し，2020 年代に急増しています．（筆者調べ）

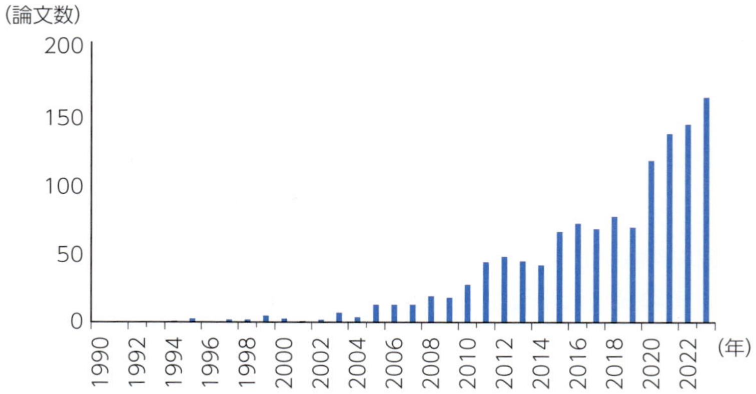

図 1-4　1990 年から 2023 年までの PubMed でのベイズ適応的デザイン関連論文数

PubMed で検索語「Bayes adaptive design」で検索したもの．2010 年代から顕著に増加しています．（筆者調べ）

文　献

1）Inoue H, et al.：B. I. T.：Development of a dynamic visualization tool for Bayesian inference on various types of normal distributions for medical decision-making and education. Niigata journal of health and welfare 2019；19：24-36.

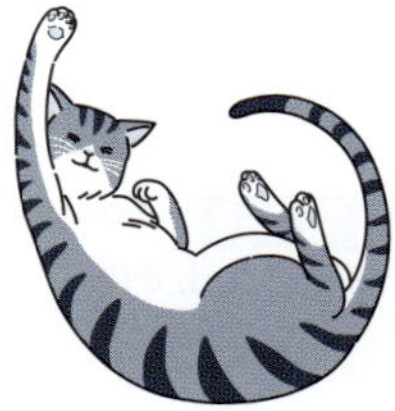

第2章

ベイズ流の基礎知識

本章では，ベイズ流の基本的な考え方と手順をお話しします．ベイズ統計のすべての基礎となるベイズの定理から始め，ベイズ推測の基本的なステップとして，観測値から事後確率算出までの流れを説明します．身近な例として二項データの発生割合のベイズ推測を用い，日常臨床の意思決定におけるベイズ推測の有用さを示します．続いてポアソン分布を用いた率比や正規分布の平均と分散についてのベイズ推測を，具体例として解析することにより，自然共役事前分布を用いた解析的な推測手法について述べます．さらに，観測データや事前情報の取り扱いに関するベイズ流の根幹的なルールについても触れます．最後に，ベイズ推測の特徴を取り上げ，ベイズ推測が日常臨床の意思決定のみならず，より広い範囲の問題を扱えることについての解説を行います．

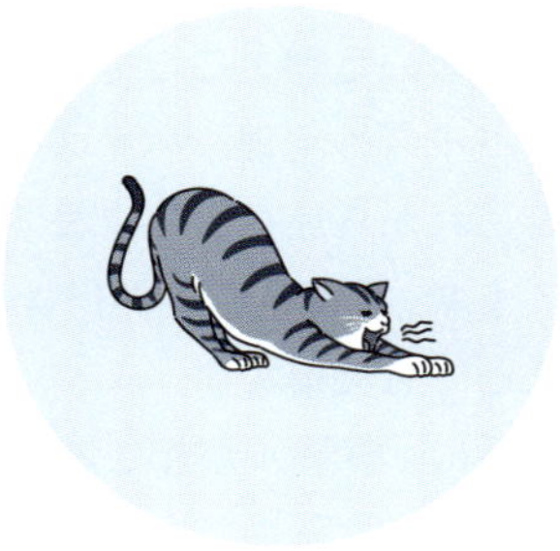

1 ベイズ統計のすべてはベイズの定理から始まる

POINT

- ベイズ統計は，すべてがベイズの定理の式をもとに成り立っています．
- 条件付き確率の概念をかならず押さえましょう．
- 通常の頻度論的統計学とは一線を画した姿勢に立ちましょう．

1. ベイズの定理

この章ではベイズ統計を行うにあたり，まずベイズの式の提示から事後確率を得るまでの進め方，次に医療において用いられそうな事例を取り上げながら押さえておくべき考え方・ルールを示し，ベイズ統計の利点と注意点についても述べようと思います．

ベイズ統計の基本をすでに知っている・把握しているという方は，飛ばして第 3 章に進まれてもよいかと思われます．

A. ベイズ流は確率を条件付き確率として扱う

第 1 章で示されていた計算はどのようにして行ったのでしょう？

● 1）ベイズの定理の導出

昨今はベイズ統計の和書もかなり増えており，それらのどの本にも載っているベイズの定理をここでやっと記すことになりました．

ベイズの定理，ベイズ統計，ベイズ推測で守ってもらわないといけないルールをこれから述べていきます．

まず，「確率を条件付き確率であると考える」のがベイズ流の考え方においてはとても大事です．

単に「事象 A が起こる確率」という場合は，$P(A)$ と表記します．

条件付き確率である「事象 B が起こったときに事象 A が起きる確率」は $P(A \mid B)$ と表記します．ちなみに事象 A と事象 B が独立な場合だと，$P(A \mid B)=P(A)P(B)=P(B)P(A)$ です．

また，事象 A と事象 B が同時に起きる確率（同時確率）は $P(A, B)$ と書き，$P(A, B)=P(B, A)$ です．

同時確率では，$P(A, B)=P(A \mid B)P(B)$ であり，$P(B, A)=P(B \mid A)P(A)$ であることから，$P(A \mid B)P(B)=P(B \mid A)P(A)$ となります．

ベイズの定理は条件付き確率の公式から簡単に導かれます．

この $P(A \mid B)P(B)=P(B \mid A)P(A)$ の両辺を $P(B)$ で割ると，

ベイズの定理の式

$$P(A \mid B)=\frac{P(B \mid A)}{P(B)}P(A) \cdots\cdots \text{式 2-1}$$

が完成です．この式で，

$\frac{P(B \mid A)}{P(B)}=L(A \mid B)$ を尤度（likelihood）（または尤度関数）

$P(A \mid B)$ を B が起きたときに A が起きる確率＝A の事後確率（posterior probability），

$P(A)$ を B が観測される前に A が起きる確率＝A の事前確率（prior probability）

とよびます．

2) $P(B)$ において B が A と関係する式（式のなかに A が入っている状態）だった場合

この場合，式 2-1 の右辺の分母である $P(B)$（B が起こる確率）は，A が起こったときの B が起こる確率 $P(B \mid A)$ と A が起こる確率 $P(A)$ の積とみなされます．すなわち $P(B)=P(B \mid A)P(A)$ となります．この式から A を取り除くために（これを積分消去といいます），$P(B \mid A)P(A)$ を A のすべての値に対して合算します．例として A がサイコロの出目，$P(A)$ がサイコロの出目の確率としましょう．この場合，A のすべての値は 1，2，3，4，5，6 です．$P(B \mid A=i)$（ただし $i=1,\cdot\cdot\cdot,6$）を A の値が i であったときの B が起こる確率，$P(A=i)$ を A の値が i であったときの A が起こる確率とすると，

$$P(B)=P(B \mid A=1)P(A=1)+P(B \mid A=2)P(A=2)+P(B \mid A=3)P(A=3)+P(B \mid A=4)P(A=4)+P(B \mid A=5)P(A=5)+P(B \mid A=6)P(A=6)$$

となり，$P(B)$ のなかから A が取り除かれます．

この考え方を拡張すると，$P(B)$ は具体的には $P(B \mid A)P(A)$ を A ですべて積分した形となります．すなわち

$$P(B)=\int P(B \mid A)P(A)dA$$

となり，式 2-1 は次のようにも書けます．

ベイズの定理の式（よりくわしく）

$$P(A \mid B)=\frac{P(B \mid A)}{\int P(B \mid A)P(A)dA}P(A) \cdots\cdots \text{式 2-2}$$

B. 最も身近なベイズ推測の例

第 1 章で述べた陽性検査的中率，陰性検査的中率の式をみてみましょう．

実は

$$\text{陽性検査的中率}=\frac{\text{感度}\times\text{有病割合}}{(\text{感度}\times\text{有病割合})+\{(1-\text{特異度})\times(1-\text{有病割合})\}}$$

の式も，

$$\frac{\text{感度}}{(\text{感度}\times\text{有病割合})+\{(1-\text{特異度})\times(1-\text{有病割合})\}}=\text{尤度}$$

有病割合＝事前確率

陽性検査的中率＝事後確率

となります．

$$\text{陰性検査的中率}=\frac{\text{特異度}\times(1-\text{有病割合})}{\{(1-\text{感度})\times\text{有病割合})+(\text{特異度}\times(1-\text{有病割合})\}}$$

の式も，

$$\frac{\text{特異度}}{\{(1-\text{感度})\times\text{有病割合}\}+\{\text{特異度}\times(1-\text{有病割合})\}}=\text{尤度}$$

1－有病割合＝事前確率

陰性検査的中率＝事後確率

となります．これら陽性検査的中率，陰性検査的中率の式はそれぞれベイズ統計を用いた事後確率の推測だったようです．

それではどのようにベイズの定理を適用していけばよいのでしょうか？

次項 2 ベイズ推測の基本的なステップ―観測値から事後確率へにて解説したいと思います．

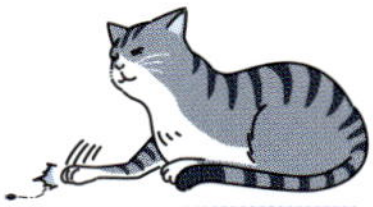

まとめ

- どんな複雑なモデルの構築もすべてはベイズの定理の式からスタートしています
- 確率を条件付き確率として捉えるベイズの定理とその成りたちを解説しました

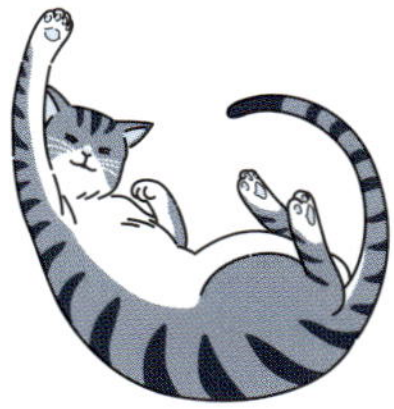

2 ベイズ推測の基本的なステップ―観測値から事後確率へ

POINT

- ベイズ推測の基本的な流れを推測の対象となる例を 3 つ取り上げて解説します.

1. ベイズ推測の基本的な流れ

ベイズ推測の大まかな手順は,

a) 観測で得られたデータが従う確率分布（これを「モデル分布」とよびます）を考える

b) 推測の対象となる変数の関数（尤度・尤度関数）を導出する

c) 事前分布を与える

d) 事後分布を導き出す

となります.

この手順をみると, 尤度関数と事前分布の設定がうまくいきさえすれば, ベイズの定理に沿った式ができて,「事後分布を得ることができるのでは?」となります. 実際そうなると思います.

それではよく用いられる例として 2「発生割合」の推測, 3「発生率」の推測, 4「平均と分散」の推測の 3 つを取り上げ, それぞれ事後確率を求めてみましょう. そのなかで適宜解説を加えていくことにします.

2. 発生割合のベイズ推測―二項データの生起確率

A. 医療分野でのアウトカムと二項データ

他の成書[1]でも「二項分布における生起確率のベイズ推測」という内容でよく解説されているベイズ推測の例ですが, 最も基本的であり, かなり応用が利くので取り上げておきます.

二項データとは二値データとも考えることができます. 医療分野では「治療の成功/失敗」「生存/死亡」といった, アウトカム（結果）に置き換えることができます.

1）推測対象の設定と具体的な推測の手順

ベルヌーイ試行（後述）を N 回繰り返した際に事象が x 回出現したことが観測されたとき，1 回あたりの成功事象 π の生起確率 p を推測の対象とします．すなわち p の事後確率 $P(p\mid x)$ のベイズ推測を行います．

a）観測で得られたデータが従う確率分布（モデル分布）を考える

1 回のベルヌーイ試行（たとえば，コインを投げて表または裏のどちらかが出る試行）で，p は事象 π（コインを投げて表が出るといった事象）が出現する確率とします．その場合，π が出現しなかった確率は $1-p$ になります（$0\leqq p\leqq 1$）．

N 回の試行で π の出現回数が x 回である確率 P（π の出現回数$=x$）は二項分布に従い，その確率密度関数は，

$$P(\pi \text{ の出現回数}=x)=\binom{N}{x}p^x(1-p)^{N-x}\cdots\cdots \text{式 2-3}$$

となります[2)]［注：$\binom{N}{x}={}_NC_x$ です］．

ここからベイズ流の思考に入っていきます．p と x にかかわる確率を条件付き確率として考えてみましょう．

式 2-3 で p に着目し，$\binom{N}{x}p^x(1-p)^{N-x}$ は「π が 1 回あたり出現する確率が p であるときの，π の出現回数が N 回の試行中 x 回である確率」，と考えます．そうすると式 2-3 は $P(x\mid p)$ であるとも考えることができます．

すなわち，$P(x\mid p)=\binom{N}{x}p^x(1-p)^{N-x}$ となります．

b）推測の対象となる変数の関数（尤度・尤度関数）を導出する

$P(p\mid x)$ を「N 回の試行で π の出現回数が x 回だった場合の p の事後確率」としたとき，$P(p\mid x)$ の尤度関数 $L(p\mid x)$ はベイズの定理から，

$$L(p\mid x)=\frac{P(x\mid p)}{P(x)}\cdots\cdots \text{式 2-4}$$

となります．

ここで大きな前提となるのは，「x と p は独立で，相互に関係がない」ということです．

つまり,「x を表す式には p は含まれず, p を表す式には x は含まれない」こととします.

とすると,

$L(p \mid x)=\dfrac{P(x \mid p)}{P(x)}$ の $P(x)$ は p を含んでいないと考えられるので $L(p \mid x)$ を p の関数とみた場合, $p(x)$ は定数項とみなせて,

$$L(p \mid x) \propto P(x \mid p)$$

となり, さらに, $\dbinom{N}{x}$ も p の入っていない式であることから p に着目した場合の定数項とみなせるので,

$$L(p \mid x) \propto P(x \mid p)=\binom{N}{x} p^x(1-p)^{N-x} \propto p^x(1-p)^{N-x}$$

$$L(p \mid x)=C \times p^x(1-p)^{N-x} \cdots\cdots \text{式 2-5}$$

となります (C は定数項).

c) 事前分布を与える

$P(p)$ を「観測を始める前の p の値についての事前確率」すなわち $P(p \mid x)$ の事前分布とした場合, ベイズの定理により,

$$P(p \mid x)=L(p \mid x)P(p)=Cp^x(1-p)^{N-x}P(p) \cdots\cdots \text{式 2-6}$$

となります.

ここで, p の事前分布 $P(p)$ を, 数式上 p の事後分布 $P(p \mid x)$ と式の形が「相似」になるような事前分布を探します. また, そのような事後分布と事前分布が「相似」な数式になるような事前分布を自然共役事前分布 (natural conjugate prior distribution) とよびます.

広く知られたことですが, 一般に二項分布の生起確率のベイズ推測では, ベータ分布が自然共役事前分布に用いられます. ベータ分布には 2 つの母数 a, b があり, 以降 $\mathrm{Be}(a, b)$ と表しましょう. その確率密度関数は

$$\mathrm{Be}(a, b)=\frac{1}{B(a, b)}p^{a-1}(1-p)^{b-1} \quad [B(a, b) \text{ はベータ関数であり,}$$

$$B(a, b)=\int_0^1 t^{a-1}(1-t)^{b-1}dt \, (a>1, b>1)] \cdots\cdots \text{式 2-7}$$

期待値$=\dfrac{a}{a+b}$，分散$=\dfrac{ab}{(a+b)^2(a+b+1)}$，モード$=\dfrac{a-1}{a+b-2}$です

(ただし $a>1$，$b>1$) 2).

となります．

このように，おもに自然共役事前分布を導き出し，またはどこかからもってきて当てはめて数式の計算・変形で事後確率を求める手法をベイズ推測の「解析的な手法」とよんでいます．

d) 事後分布を導き出す

p の事前確率 $P(p)$ にベータ分布を用いて，事後確率 $P(p\mid x)=L(p\mid x)P(p)$ を計算します．**式 2-6**，**式 2-7** から以下のように数式が変形できて，事後分布が導き出されます．

$$
\begin{aligned}
P(p\mid x) &= L(p\mid x)P(p) = Cp^x(1-p)^{N-x}P(p)\\
&= Cp^x(1-p)^{N-x}p\frac{1}{B(a,b)}p^{a-1}(1-p)^{b-1}\\
&= C\frac{1}{B(a,b)}p^{x+a-1}(1-p)^{N-x+b-1}\\
&\ \ \vdots\\
&= \frac{1}{B(x+a,\ N-x+b)}p^{x+a-1}(1-p)^{N-x+b-1}\\
&= \mathrm{Be}(x+a,\ N-x+b)
\end{aligned}
$$

〔ここで，$\dbinom{N}{x}=\dfrac{N(N-1)\cdot\cdot\cdot(N-x+1)}{x!}$であり，$\dfrac{1}{B(a,b)}=\dfrac{(a+b-1)!}{(a-1)!(b-1)!}$．

！は階乗を表します〕

このように，事前分布（自然共役事前分布）を $\mathrm{Be}(a,b)$ で与えると，p の事後分布は下記となります．

$\mathrm{Be}(x+a,\ N-x+b)$……**式 2-8**

二項分布の場合，ベータ分布は自然共役事前分布であり，事前分布にベータ分布を用いると，事後分布もベータ分布になります．

2) 事前情報を事前分布にするときの具体例

事前情報が何もない（無情報の）場合，ベータ分布は**式 2-7** において p も $1-p$ も 0 回発生すると考えます．

すると $\mathrm{Be}(a, b)=\dfrac{1}{B(a, b)}\,p^{a-1}(1-p)^{b-1}$ では $a-1=0$，$b-1=0$ となることから $a=b=1$ となり，このときのベータ分布は

$\dfrac{1}{B(1, 1)}\,p^{0}(1-p)^{0}=\mathrm{Be}(1, 1)$ となります．

では π の出現した回数 c，出現しなかった回数 d を事前情報にしたい場合，事前分布はどのようになるのでしょうか？

このときのベータ分布は**式 2-7** において p は c 回発生，$1-p$ は d 回発生と考えます．

すると $\mathrm{Be}(a, b)=\dfrac{1}{B(a, b)}\,p^{a-1}(1-p)^{b-1}$ では $a-1=c$，$b-1=d$ となることから $a=c+1$，$b=d+1$ となり，このときのベータ分布は

$\dfrac{1}{B(c+1, d+1)}\,p^{c}(1-p)^{d}=\mathrm{Be}(c+1, d+1)$ となります．

このように，私的な事前情報（手持ちの事前情報）を事前分布として設定することができます．

事前情報については次の C-3）と C-4）で詳しく述べますが，ここでは事前無情報の場合の事前分布を Be(1,1) としておきます．

B. ベータ分布が自然共役事前分布になる場合

ほかにも，下記の分布ではそれぞれの“p”の自然共役事前分布はベータ分布となります．

・ベルヌーイ分布

確率密度関数：$P(x=0$ または 1 の値$)=p^{x}(1-p)^{1-x}$

・幾何分布[2)]

確率密度関数：$P(x=$事象が発生するまでの回数$)=p(1-p)^{x-1}$

※超幾何分布とはまったく違います．

・負の二項分布

確率密度関数：

$P(\pi$ の出現回数 k が得られるまでの失敗回数 $x)=\dbinom{k+x-1}{k-1}p^{k}(1-p)^{x}$

※負の二項分布の定義は複数あります[2)]．

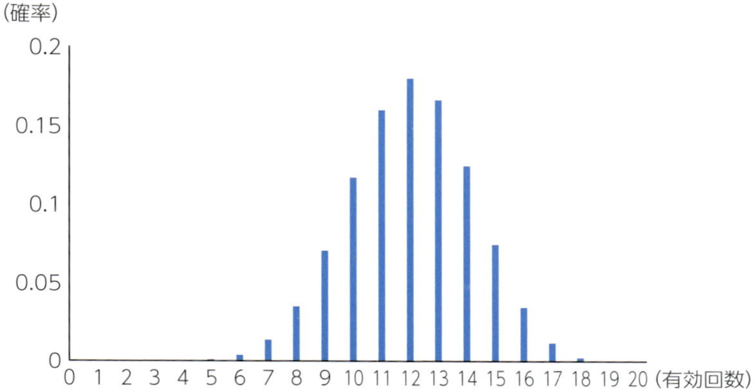

図 2-1　有効確率 $p=0.6$ の試行を独立に $n=20$ 回行ったときの二項分布の確率（確率密度の柱状図）

C. 応　用

発生割合のベイズ推測が何に使えるのかということで，応用例を述べます．

> 例：ある治療法の有効性を推測するとき，観測されたデータは 20 回中有効 12 回，無効 8 回でした．手持ちの事前情報は無情報でした．なお，この治療法は「各回独立して行われていた」ということにします．

1) 有効確率 *P* という確率の不確実性を事後確率を計算することによって確率として表す

この想定でこの治療法の有効確率 p が 50%以上になる確率を計算しましょう．

この治療法はどのような解釈になるでしょうか？　言い換えれば，目の前の患者に対してどのように臨床的な判断をするべきでしょうか？　通常は「20 人中 12 人が有効なら有効確率 p は 12/20＝0.6」という風に考えるわけです．けれども，ここで二項分布を考えてみましょう．唐突に二項分布が出てきますが，二項分布 Bi(n, p) というのはベルヌーイの試行（結果が 2 値で，たとえばコインを投げたときのコインの表裏）を n 回繰り返したとき，コインの表が r 回，コインの裏が $n-r$ 回出たときの回数の確率分布です．この場合の Bi(20, 0.6) のグラフは**図 2-1** のようになります．

このときの分布のグラフ（**図 2-1**）をみると，有効確率＝12/20＝0.6 となる有効回数が 12 回になるときの確率は 0.18 でしかないのがわかります．けれども有効回数が 12 回以外になる確率というのも当然出現します．たとえば，有効回数が 0 回から 11 回以下になる確率は，**図 2-1** の左から 1 本目～11 本目の棒グラフの高さを合計したものになり，なんと！ 40.4%にもなります．じゃあ，この 0.6

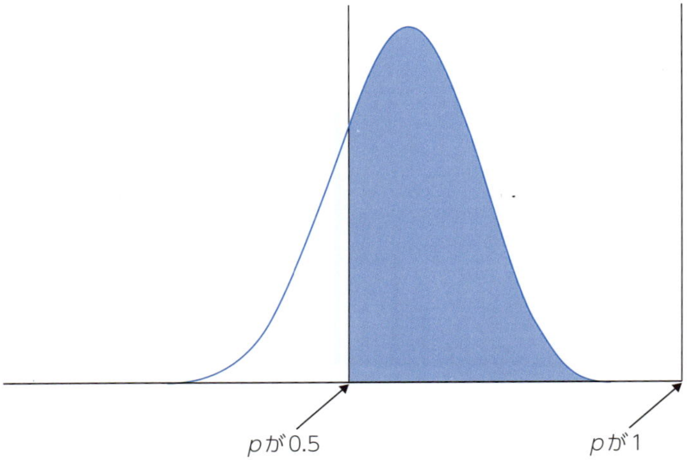

図 2-2　生起確率 p の事後確率曲線の例
事前無情報，20 回中生起 12 回で p が 0.5 から 1 の間の値を取る事後確率は，事後確率分布 Be(13.9) の確率密度関数グラフで　部分の面積で，80.8％となります．

という数字は何でしょうか？　これはどのようにいったらよいかむずかしいのですが，「ある 1 点で示された割合」なのですね．推測はある幅をもって行うべきであって，**有効確率 p＝12/20 だから 0.6 だというのは「判断に供するには内容の少ない・乏しい情報」**だといわざるをえないと考えられます．この治療法の有効確率 p がたとえば 50％以上になる確率，60 から 80％になる確率・・・を計算・提供できるのがベイズ推測なのです．

具体的には私的な事前情報はこの例では無情報であることから事前分布（自然共役事前分布）はベータ分布 Be(1, 1) であるので，事後分布は Be(12＋1, 8＋1)＝Be(13, 9) となります．Be(13, 9) の p が $0.5 \leqq p \leqq 1$ となる事後確率は 80.8％となります（図 2-2）．

● 2) 信用区間と事後確率の解釈

事後確率が 80.8％というのは，刑事ドラマで出てきそうなセリフである「奴が犯人である確率は 80.8％だ！」と同様に，推測者の信念の度合いというか，確信度を表しています．また，ベイズ統計でいうところの 95％信用区間（credible interval），または確信区間というのは事後確率が 95％を占める値の範囲をいいます．よく仮説の検定で用いられる 95％信頼区間（confidence interval）とは異なる概念であるということをよく覚えておいてほしいです（95％信頼区間というのは，頻度論的統計学における仮説の検定において，該当する真の値が，100 回中

95回，1000回中950回，10000回中9500回，・・・の頻度で含まれる観測値の範囲であって，信頼区間に対し真の値が示す結果はその範囲に「入る」「入らない」の2値である，ということもついでに覚えておくと有用かと思います．

さて，事後確率すなわち確信度が80.8%すなわち8割強だったとした場合の解釈ですが，この解釈には推測者の主観がどうしても入ってくると思われます．「8割強なのか！　では割とこの治療使えるな」とお考えの方もいるでしょうし，「いやいや，成功するのが5分5分以上なのが8割強というのはけっこう微妙だな」と受け取られる方もいると思います．これら事後確率の結果をどう判断するか，先に基準を立てておく必要があるかもしれません．ただ，有効確率 p が50%以上になる確率ではなく70%以上でも90%以上でも事後確率を計算することはできます．判断基準の立て方に柔軟性を与えるベイズ推測は，臨床場面での判断に向いているといえると思います．

3）事前情報と事前無情報とベイズ更新

事前情報には，推測する者がデータをあらかじめもっていた場合と，無情報である場合の2通りがあります．たとえば二項分布における生起確率のベイズ推測の応用例において，ある治療法の成功回数5回，無効4回という手持ちの事前データがすでにあったとします．この場合は式2-8の通りに事前確率Be(6, 5)を用いて事後確率Be(6＋12, 5＋8)＝Be(18, 13)と求めることができます．このように手持ちの事前情報に観測値を加えて事後確率をどんどん新しくしていくことをベイズ更新とよびます（図2-3）．この仕組みは経験を蓄積していくことにより確信度を深めていくという，人間の推測の過程によくマッチしているといえます．ただし，もっている事前情報がどのくらい妥当なのか，ということには大変注意が必要で，よそから事前情報をもってきて極端な外挿を行ったなどの場合，推測に狂いが生じるおそれもありえます．場合によっては事前情報の選択時には推測者のバイアスが混じるおそれもあり，その使用と結果の解釈には注意が必要でしょう．

一方，事前情報が無情報の場合はどうなるのでしょうか？　この場合は大きく分けてさらに2通りに分かれるとされています．

1つ目は，一様分布を用いる方法です．一様分布とは，変数（この場合は p で0から1までの値を取ります）がどのような値を取っても確率は同じという確率分布です．ベータ分布の場合，たまたまかどうかは知りませんが，先に無情報の事前分布として取り上げたBe(1, 1)は一様分布となります（図2-3の点線）．これは p がどのような値の場合でもその確率は同じという考え方です．

ただし，正規分布のように確率変数が－∞から∞の値を取る場合，事前無情報

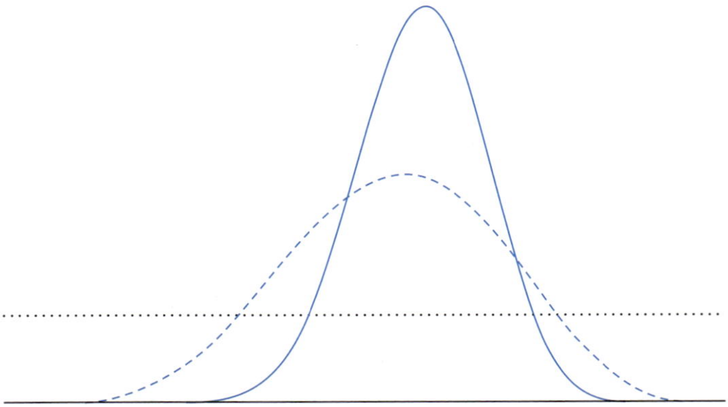

図 2-3　ベイズ更新の例

事前確率 Be(6, 5)(------) に観測値が得られて曲線が変化し，事後確率 Be(18, 13)(———) を得ました．このように経験の蓄積により事後情報が更新されます．ちなみに 2 つの母数が 1，すなわち Be(1, 1) の場合一様分布となります (·········)

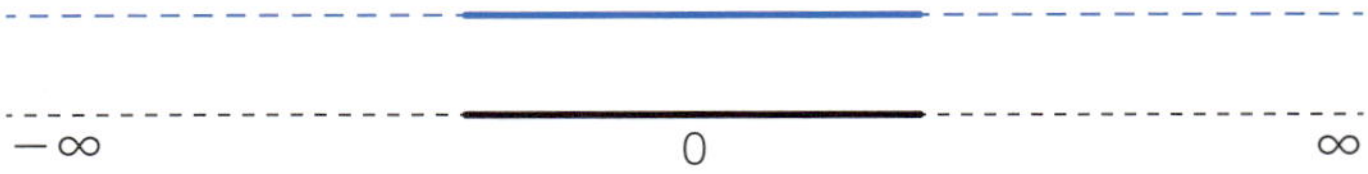

図 2-4　一様分布の確率密度関数のグラフ

確率変数が−∞から∞の間でどの値を取っても確率は同じ，というのは生物・医療データでは考えにくかったりします

として事前分布に一様分布を用いると，確率変数が−∞から∞の間でどの点でも確率は同じ値（きわめて少ない値）になり，「そんな分布，実際にあるのだろうか？」とその非現実性に首をかしげる人もいるでしょう（図 2-4）．しかし一方で，「たしかにそんな分布，現実にあると思えない．だがそれがいい」としてその漠然とした状態をよしとして事前分布に使用する場合もあります．

2 つ目は，一様分布に近似した分布を用いる方法です．事前分布であるベータ分布 Be(a, b) の母数を $a<1$, $b<1$ とします．Box らは，「Fisher (1922) によると $a=b=0.5$ とした場合，より観測値（尤度）の影響を重視した事後確率が得られる」[3] とされていることから，その事前分布 Be(0.5, 0.5) の確率密度曲線は図 2-5 のようになるとしています．

二項分布の場合，言い換えれば結果が二値（0 か 1）の場合，事象 π の生起確率 p が「まったく未知な」場合だとしても，「起こらないでしょう（確率 0 の辺り）」かまたは「起こるでしょう（確率 1 の辺り）」の p の値が最も考えやすく，その間

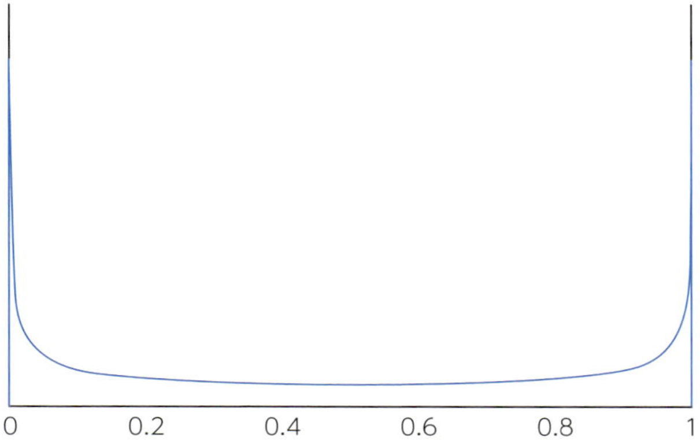

図 2-5　ベータ分布 Be(0.5, 0.5) の確率密度関数のグラフ
横軸は生起確率 P $(0 \leqq P \leqq 1)$

の値，たとえば 0.3 とか 0.5 とか 0.7 とかの値を示すことの大小はあまり考えなくてもよい（すなわち同じような値で小さくてもよい？でしょう），という考え方は一様分布に比べると妥当だとも考えられます．

ならば事前分布が Be(0.5, 0.5) でも Be(0.05, 0.05) でも Be(0.005, 0.005) でもいいのでしょうか？となるのでしょうが，そこは推測する者が与えるところであり，各推測者の判断が入ると思われます．

こういうことを書いていると「ベイズ統計って用いる人の主観が入るんだよね～」とかいわれそうですけど，どこまで行っても事前情報・事前分布の設定・選択というのはベイズ統計・ベイズ推測にとって定石が定めにくい点ではあると思います．

4）ジェフリーズ（Jeffreys）の法則

繁桝は，文献 4）のなかで，ジェフリーズの法則について以下のように説明しています．

ジェフリーズ（1961）は事前無情報の場合の事前分布を得る方針について 2 つのルールを提案しています．具体的には，

・1 つ目のルール：推論の対象となる母数（例：正規分布の場合の平均）が $-\infty$ から ∞ までの間の任意の値を取るとき，事前分布を一様分布とする

・2 つ目のルール：推論の対象となる母数（例：正規分布の場合の分散）が 0 から ∞ までの間の任意の値を取るとき，その母数の対数が一様分布であるような事前分布を採用する

というものです[4)]．

生物データ・医学データが観測時に負の値を取るようなことは考えにくいので，2つ目のルールのほうが参考になりやすそうです．

D. 第1章の有病割合推測の種明かし

ここでようやく，前記の二項分布のベイズ推測で自然共役事前分布にベータ分布を使用した例を応用して，第1章で行った有病割合の事後確率の計算をしてみましょう．

人口 N 人の集団中 M 人が有病者とします．さて N 人の集団から n 人を抽出したとき，抽出した n 人のなかで r 人有病者がいたとします．この n 人を診断して有病者 r 人を数えることは可能であったとします．この観測された n 人中に r 人の有病者がいる確率が従うのが，超幾何分布でしたね[2]．

超幾何分布の式（確率密度関数）：$P(r)=\dfrac{\dbinom{M}{r}\dbinom{N-M}{n-r}}{\dbinom{N}{n}}$

$n, r \ll N, M$ の場合，r はなんと！二項分布に近似されます[5]．

すなわち，$P(r) \fallingdotseq \dbinom{n}{r} p^r (1-p)^{n-r}$，$p=\dfrac{M}{N}$ となります．

p のベイズ推測は，自然共役事前分布がベータ分布となるので，事前分布が Be(1, 1)（無情報の一様分布）だったとした際，式2-8と同様に p の事後分布は Be($r+1$, $n-r+1$) となります．

第1章で地域の人口 $N=50000$ 人で観測人数100人，うち有病者2人ですと $p=\dfrac{M}{N}$ は Be(2＋1, 100－2＋1)＝Be(3, 99) となり，p の95%信用区間は0.034から0.062の間を取るようです（図2-6）．$p=\dfrac{M}{N}$ であるから95%の確信度で有病者数 M は1700人（＝50000×0.034）から3100人（＝50000×0.062）の範囲であろうと推測されるわけです[6]．

もっとも超幾何分布をモデルに用いる場合，集団のなかの患者さんたちは，その集団や地域のなかで均等に散らばっていないといけないのですが，現実にはそうとは限りません．たとえば，その疾病で入院されているとしたら，その地域が入院されている病院を含むか含まないかで患者さんの分布は明らかにばらつき，分布が均等であるという前提は怪しくなるでしょう．また，その地域のなかで

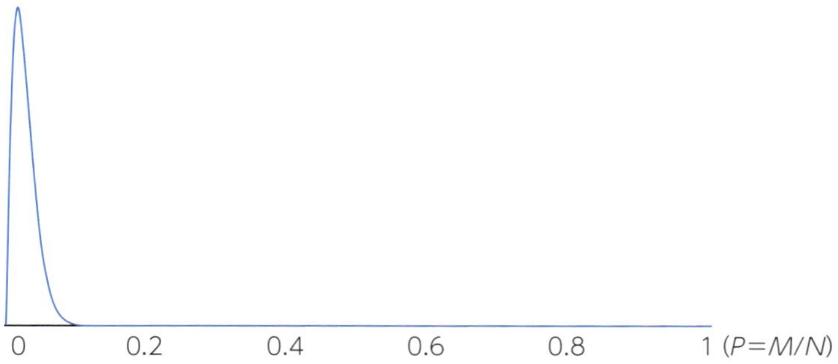

図 2-6 事後確率 Be(3, 99) の確率密度曲線

の，または他地域との間の人の動き，転入したり転出したり，他の原因での人口の自然増加とか自然減少とかも加味しなければならないのですが，それらをこのモデルでは考えておりません．ですので，ほかにも複数の手法を用いて多角的に検討を行うことは非常に大切でしょう．有病割合についてさらに造詣を深めるためには感染症疫学[7] などの本を参照するとよいでしょう．

3. 発生率のベイズ推測

A. ポアソン分布のベイズ推測

ある事象 π が単位時間 T に n 回生起したとき，π の発生率は $\frac{n}{T}$ となります．対象となる人間全員について観測された総時間数，いわゆる人時 (person time) をここで $N\times T=NT$ とすると π の累積発生率は $\frac{n}{NT}$ となります．

この項では，発生率と平均発生間隔の推測をポアソン分布を使ってしてみましょう．

事象 π の発生がまれな場合，π の発生回数 x は一般にポアソン分布に従います[2]．この場合，単位回数あたりの π の平均発生回数は θ で表されます．

ポアソン分布の確率密度関数：$P(x)=\dfrac{e^{-\theta}\theta^{x}}{x!}$ ……式 2-9

ベイズの定理に従い，

$$P(\theta \mid x)=\frac{P(x \mid \theta)}{P(x)}P(\theta)$$

で θ の事後確率を求めます．

a) 観測で得られたデータが従う確率分布を考える

今，事象 π の発生回数の観測値が単位時間あたり，$x_1, x_2, \cdot\cdot\cdot, x_t$ 回であるとします．

このときモデル分布は**式 2-9** の通り，

$$P(x_i)=\frac{e^{-\theta}\theta^{x_i}}{x_i!}(i=1, 2, \cdot\cdot\cdot, t)$$

となります．

観測値が同時に得られていることを満たす確率（これを同時確率とよびます）は，

$$=\frac{e^{-\theta}\theta^{x_1}}{x_1!}\times\frac{e^{-\theta}\theta^{x_2}}{x_2!}\times\cdot\cdot\cdot\times\frac{e^{-\theta}\theta^{x_t}}{x_t!}=\frac{e^{-k\theta}\theta^{x_1+x_2+\cdot\cdot\cdot+x_t}}{x_1!\,x_2!\cdot\cdot\cdot x_t!}$$ ……**式 2-10**

です．

b) 推測の対象となる変数の関数（尤度・尤度関数）を導出する

θ からみた x は定数とみなすことができるので，

$$L(p \mid x)=\frac{P(x \mid \theta)}{P(x)}=\frac{e^{-t\theta}\theta^{x_1+x_2+\cdot\cdot\cdot+x_t}}{x_1!\,x_2!\cdot\cdot\cdot x_t!}\propto e^{-t\theta}\theta^{x_1+x_2+\cdot\cdot\cdot+x_t}$$ ……**式 2-11**

となります．

c) 事前分布を与える

ポアソン分布に解析的に事前分布を与える場合，すなわち自然共役事前分布はガンマ分布 $\mathrm{G}(n, t)$ となります[2)]．

ガンマ分布の確率密度関数は，

$$\mathrm{G}(n, t) : P(\theta)=\frac{t^n e^{-t\theta}\theta^{n-1}}{\Gamma(n)}$$ ……**式 2-12**

となります．

d) 事後分布を導き出す

式 2-11，**式 2-12** から，

$$P(\theta \mid x)=L(p \mid x)\times P(\theta)=e^{-t\theta}\theta^{x_1+x_2+\cdot\cdot\cdot+x_t}\frac{{t_0}^{n_0}e^{-t_0\theta}\theta^{n_0-1}}{\Gamma(n_0)}$$

$$\propto e^{-(t+t_0)\theta}\theta^{x_1+x_2+\cdot\cdot\cdot+x_t+n_0-1}$$

$x_1+x_2+\cdot\cdot\cdot+x_t=n$ とすると

$$\propto e^{-(t+t_0)\theta}\theta^{n+n_0-1}$$

・
・
・

$$=\frac{(t+t_0)^{n+n_0}e^{-(t+t_0)\theta}\theta^{n+n_0-1}}{\Gamma(n+n_0)}$$

となり，θ の事前分布が $G(n_0, t_0)$ のとき，θ の事後分布は

$G(n+n_0, t+t_0)$……**式 2-13**

となります[8]．

B. ガンマ分布が自然共役事前分布になる場合

ほかにも，下記の分布ではそれぞれの尺度母数の自然共役事前分布はガンマ分布となります．

・指数分布[2]

確率密度関数：$P(x \mid \beta)=\beta e^{-\beta x}$　［β：尺度母数］

・ガンマ分布

確率密度関数：$P(x \mid \alpha, \beta)=\dfrac{\beta^{\alpha}e^{-\beta x}x^{\alpha-1}}{\Gamma(\alpha)}$

［α：形状母数，β：尺度母数，$\Gamma(\alpha)$：変数 α のガンマ関数］

・ワイブル分布[2]

確率密度関数：$P(x \mid \alpha, \beta)=\dfrac{\alpha}{\beta}\left(\dfrac{x}{\beta}\right)^{\alpha-1}e^{-\left(\frac{x}{\beta}\right)^{\alpha}}$　［α：形状母数，β：尺度母数］

C. 応　用

1) 率比 (rate ratio) の推測

事象 π の発生回数の観測値が，$N \times t$ 個あたり（N は単位時間），合計 n 回であるとすると，θ の事前分布がガンマ分布 $G(n_0, t_0)$ のとき，式 2-13 の通り θ の事後分布はガンマ分布 $G(n+n_0, t+t_0)$ に従います．

今，独立に群1で θ_1 の事後分布 $\sim G(n_1, t_1)$，群2で θ_2 の事後分布 $\sim G(n_2, t_2)$ とすると，ガンマ分布とF分布の関係[9]から[脚注 2-1]，

$$\frac{t_1 \times \dfrac{\theta_1}{n_1}}{t_2 \times \dfrac{\theta_2}{n_2}} = \frac{\dfrac{\theta_1}{\theta_2} \times \dfrac{n_2}{n_1}}{\dfrac{t_2}{t_1}} \sim F(2n_1, 2n_2)$$

となり，自由度 $2n_1, 2n_2$ のF分布に従います．これより，

$$\frac{\theta_1}{\theta_2} = \frac{\dfrac{\theta_1}{N}}{\dfrac{\theta_2}{N}} \sim F(2n_1, 2n_2) \times \frac{\dfrac{t_2}{t_1}}{\dfrac{n_2}{n_1}} \cdots\cdots \text{式 2-14}$$

であることから（N は単位時間），群1と群2の平均発生回数の率比の事後確率を推測することができるようになります．

2) 推測例

たとえば，人時 t_1，t_2 がともに3（同じ単位時間）で群1と群2の発生回数の観測値がそれぞれ $n_1=10$，$n_2=8$，事前情報なしとすると，群1と群2の平均発生回数をそれぞれ θ_1，θ_2 とし，式 2-14 で率比 $\dfrac{\theta_1}{\theta_2}$ の事後確率分布は $F(20, 16) \times \dfrac{\frac{3}{3}}{\frac{8}{10}} = F(20, 16) \times \dfrac{10}{8}$ になることから，群1と群2の平均発生回数の率比 $\dfrac{\theta_1}{\theta_2}$

脚注 2-1)　$G(m/2, 2)$ の場合，このガンマ分布は母数（自由度）m のカイ二乗分布になります．また，独立な U，V がそれぞれ自由度 m_1，m_2 のカイ二乗分布に従うとき，$\dfrac{U/m_1}{V/m_2}$ は自由度 m_1，m_2 のF分布に従います．

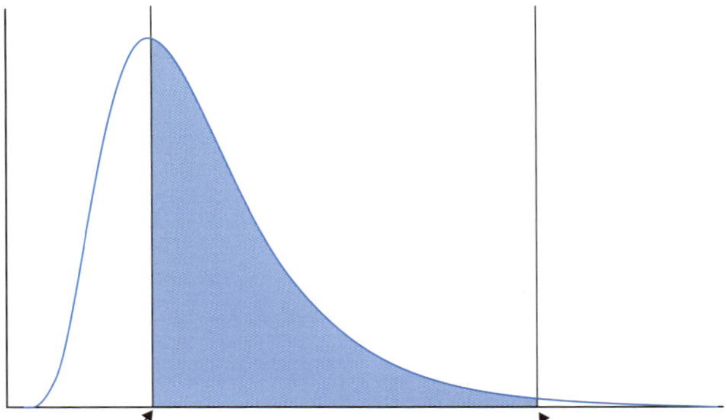

図 2-7　自由度 20, 16 の F 分布のグラフ
平均発生回数の率比 θ_1/θ_2 が 1 から 4 の値を取る事後確率は図の■部分の面積です

が1から4の値を取る事後確率，すなわちF(20, 16)の確率密度関数で0.8から3.2の間を取る事後確率は，およそ67.5%となります（図 2-7）.

4.　平均と分散の推測

A. 正規分布のベイズ推測

正規分布は平均 μ，分散 σ^2 というパラメータ（母数）を有し，一般に $N(\mu, \sigma^2)$ と表記されます．その確率密度関数は，

$$P(x \mid \mu, \sigma^2) = \frac{1}{\sqrt{2\pi\sigma^2}} \exp\left(-\frac{(x-\mu)^2}{2\sigma^2}\right)$$

となります.

正規分布のベイズ推測にはいろいろなやり方があるかもしれませんが，観測値から母集団の μ，σ^2 の事後確率を推測することが一般的です[10]．

μ，σ^2 の事前確率：$P(\mu, \sigma^2)$，観測値を x，μ と σ^2 の事後確率：$P(\mu, \sigma^2 \mid x)$，とすると

$$P(\mu, \sigma^2 \mid x) = \frac{P(x \mid \mu, \sigma^2)}{P(x)} P(\mu, \sigma^2)$$

となります．

μ, σ^2 両方を一度に推測するのはわかりにくいので，μ，σ^2 のうち，まず μ を推測してみましょう．

B. μをベイズ推測する

1）事前情報があるとき

簡単にするため前提条件として，x の観測値を $x_1, x_2, \cdot\cdot\cdot, x_n$ の n 個，σ^2 は既知，μ と σ^2 は互いに独立とします．

a）観測で得られたデータが従う確率分布を考える

観測値 $x_1, x_2, \cdot\cdot\cdot, x_n$ は $N(\mu, \sigma^2)$ に従うと考えられます．

b）推測の対象となる変数の関数（尤度・尤度関数）を導出する

$$P(\mu \mid x_1, x_2, \cdot\cdot\cdot, x_n) = \frac{P(x_1, x_2, \cdot\cdot\cdot, x_n \mid \mu)}{P(x_1, x_2, \cdot\cdot\cdot, x_n)} P(\mu)$$

まず尤度 $\dfrac{P(x_1, x_2, \cdot\cdot\cdot, x_n \mid \mu)}{P(x_1, x_2, \cdot\cdot\cdot, x_n)}$ を求めてみましょう．

$P(x_1, x_2, \cdot\cdot\cdot, x_n \mid \mu)$ は

$$\begin{aligned}
&P(x_1, x_2, \cdot\cdot\cdot, x_n \mid \mu, \sigma^2)\\
&= \left\{\frac{1}{\sqrt{2\pi\sigma^2}} \exp\left(-\frac{(x_1-\mu)^2}{2\sigma^2}\right)\right\} \left\{\frac{1}{\sqrt{2\pi\sigma^2}} \exp\left(-\frac{(x_2-\mu)^2}{2\sigma^2}\right)\right\}\\
&\quad \cdot\cdot\cdot \left\{\frac{1}{\sqrt{2\pi\sigma^2}} \exp\left(-\frac{(x_n-\mu)^2}{2\sigma^2}\right)\right\}
\end{aligned}$$

と等しいと考えられます．

$P(x_1, x_2, \cdot\cdot\cdot, x_n)$ は $P(x_1, x_2, \cdot\cdot\cdot, x_n) = \int P(x_1, x_2, \cdot\cdot\cdot, x_n \mid \mu) P(\mu) d\mu$

とすると μ をすべての値で積分してしまい，μ を含まなくなるため，μ からみた $P(x_1, x_2, \quad , x_n)$ は定数扱いになります．

すなわち尤度

$$\frac{P(x_1, x_2, \cdot\cdot\cdot, x_n \mid \mu)}{P(x_1, x_2, \cdot\cdot\cdot, x_n)} \propto P(x_1, x_2, \cdot\cdot\cdot, x_n \mid \mu) = \left(\frac{1}{\sqrt{2\pi\sigma^2}}\right)^n \prod_{i=1}^{n} \exp\left(-\frac{(x_i-\mu)^2}{2\sigma^2}\right)$$

……**式 2-15**

上式右辺の e のべき乗部分の分子の計算は

$$(x_1-\mu)^2+(x_2-\mu)^2+\cdots+(x_n-\mu)^2$$
$$=x_1{}^2+x_2{}^2+\cdots+x_n{}^2-2(x_1+x_2+\cdots+x_n)\mu+n\mu^2$$
$$=n\mu^2-2(x_1+x_2+\cdots+x_n)\mu+x_1{}^2+x_2{}^2+\cdots+x_n{}^2$$

となります.

c) 事前分布を与える

ここで μ の事前確率 $P(\mu)$ を解析的に適用します．実は $P(\mu)$ に自然共役事前分布として平均 μ_0, 分散 $\sigma_0{}^2$ の $\mathrm{N}(\mu_0, \sigma_0{}^2)$ を適用します〔事前無情報とした場合, $P(\mu)$ は一様分布で $P(\mu)=$一定とします〕.

μ_0, $\sigma_0{}^2$ の値は解析者が与えるものとします.

d) 事後分布を導き出す

μ の事後確率

$$P(\mu \mid x_1, x_2, \cdots, x_n) \propto P(x_1, x_2, \cdots, x_n \mid \mu)\frac{1}{\sqrt{2\pi\sigma_0{}^2}}\exp\left(-\frac{(\mu_0-\mu)^2}{2\sigma_0{}^2}\right)$$

は μ の関数ですので数式内の μ の入っていない項を定数項としてバッサバッサと省略し,

$$P(\mu \mid x_1, x_2, \cdots, x_n) \propto \left[\prod_{i=1}^{n}\exp\left(-\frac{(x_i-\mu)^2}{2\sigma^2}\right)\right]\exp\left(-\frac{(\mu_0-\mu)^2}{2\sigma_0{}^2}\right) \quad \cdots\cdots \text{式 2-16}$$

ここで e のべき乗部分を整理して,

$$\frac{(x_1-\mu)^2}{\sigma^2}+\cdots+\frac{(x_n-\mu)^2}{\sigma^2}+\frac{(\mu_0-\mu)^2}{\sigma_0{}^2}$$
$$=\frac{n\mu^2-2(x_1+\cdots+x_n)\mu+x_1{}^2+\cdots+x_n{}^2}{\sigma^2}+\frac{\mu^2+\mu_0{}^2-2\mu\mu_0}{\sigma_0{}^2}$$
$$=\left(\frac{n}{\sigma^2}+\frac{1}{\sigma_0{}^2}\right)\mu^2-\left\{\frac{2(x_1+\cdots+x_n)}{\sigma^2}+\frac{2\mu_0}{\sigma_0{}^2}\right\}\mu+\frac{x_1{}^2+x_2{}^2+\cdots+x_n{}^2}{\sigma^2}+\frac{\mu_0{}^2}{\sigma_0{}^2}$$
$$=\left(\frac{n\sigma_0{}^2+\sigma^2}{\sigma^2\sigma_0{}^2}\right)\mu^2-\left\{\frac{2(x_1+\cdots+x_n)\sigma_0{}^2+2\mu_0\sigma^2}{\sigma^2\sigma_0{}^2}\right\}\mu$$
$$+\frac{x_1{}^2+x_2{}^2+\cdots+x_n{}^2}{\sigma^2}+\frac{\mu_0{}^2}{\sigma_0{}^2}$$
$$=\left(\frac{n\sigma_0{}^2+\sigma^2}{\sigma^2\sigma_0{}^2}\right)\mu^2-2\left\{\frac{n\bar{x}\sigma_0{}^2+\mu_0\sigma^2}{\sigma^2\sigma_0{}^2}\right\}\mu+\frac{x_1{}^2+x_2{}^2+\cdots+x_n{}^2}{\sigma^2}+\frac{\mu_0{}^2}{\sigma_0{}^2}$$

[ただし，$\bar{x}$ は観測値 $x_1, x_2, \cdots, x_n$ の平均]

これを代入して，

$$P(\mu \mid x_1, x_2, \cdots, x_n) \propto \left[\prod_{i=1}^{n} \exp\left(-\frac{(x_i-\mu)^2}{2\sigma^2}\right)\right]\exp\left(-\frac{(\mu_0-\mu)^2}{2{\sigma_0}^2}\right)$$

$$=\exp\left[\left(\frac{n{\sigma_0}^2+\sigma^2}{\sigma^2{\sigma_0}^2}\right)\mu^2-2\left\{\frac{n\bar{x}{\sigma_0}^2+\mu_0\sigma^2}{\sigma^2{\sigma_0}^2}\right\}\mu+\frac{{x_1}^2+{x_2}^2+\cdots+{x_n}^2}{\sigma^2}+\frac{{\mu_0}^2}{{\sigma_0}^2}\right]$$

μ を含んでいない項は省略できるので，

$$\propto \exp\left[\left(\frac{n{\sigma_0}^2+\sigma^2}{\sigma^2{\sigma_0}^2}\right)\mu^2-2\left\{\frac{n\bar{x}{\sigma_0}^2+\mu_0\sigma^2}{\sigma^2{\sigma_0}^2}\right\}\mu\right]$$

$$=\exp\left(\frac{n{\sigma_0}^2+\sigma^2}{\sigma^2{\sigma_0}^2}\right)\left[\mu^2-2\left(\frac{\sigma^2{\sigma_0}^2}{n{\sigma_0}^2+\sigma^2}\right)\left\{\frac{n\bar{x}{\sigma_0}^2+\mu_0\sigma^2}{\sigma^2{\sigma_0}^2}\right\}\mu\right]$$

$$=\exp\left(\frac{n{\sigma_0}^2+\sigma^2}{\sigma^2{\sigma_0}^2}\right)\left[\mu^2-2\left(\frac{n\bar{x}{\sigma_0}^2+\mu_0\sigma^2}{n{\sigma_0}^2+\sigma^2}\right)\mu\right]$$

$$\propto \exp\left(\frac{n{\sigma_0}^2+\sigma^2}{\sigma^2{\sigma_0}^2}\right)\left[\mu-\left(\frac{n\bar{x}{\sigma_0}^2+\mu_0\sigma^2}{n{\sigma_0}^2+\sigma^2}\right)\right]^2$$

$$\propto \exp\left[\mu-\left(\frac{n\bar{x}{\sigma_0}^2+\mu_0\sigma^2}{n{\sigma_0}^2+\sigma^2}\right)\right]^2$$

よって，

$$P(\mu \mid x_1, x_2, \cdots, x_n) \propto \exp\left(\frac{n{\sigma_0}^2\bar{x}+\sigma^2\mu_0}{n{\sigma_0}^2+\sigma^2}-\mu\right)^2$$

となり，この式の右辺は平均 $\dfrac{n{\sigma_0}^2\bar{x}+\sigma^2\mu_0}{n{\sigma_0}^2+\sigma^2}$ である正規分布の確率密度関数の核（主要部分）であるとわかります．

計算を進めて比例式ではなく等式になるように適切な定数を与えると，

事前確率が $\mathrm{N}(\mu_0, {\sigma_0}^2)$ に従うとき，μ の事後確率は $\mathrm{N}\left(\dfrac{n{\sigma_0}^2\bar{x}+\sigma^2\mu_0}{n{\sigma_0}^2+\sigma^2}, \dfrac{{\sigma_0}^2\sigma^2}{n{\sigma_0}^2+\sigma^2}\right)$ に従います．

つまり，正規分布 $\mathrm{N}(\mu, \sigma^2)$ の母集団の平均 μ の事後確率は，観測値が $x=x_1, x_2, \cdots, x_n$，事前確率が自然共役事前分布 $\mathrm{N}(\mu_0,\ {\sigma_0}^2)$ のとき正規分布に従うことがわかります．

2) 事前情報がないとき

もしも事前確率が無情報で一様分布に従うとき，**式 2-16** は

$$P(\mu \mid x_1, x_2, \cdot\cdot\cdot, x_n) \propto \left[\Pi_{i=1}^{n} \exp\left(-\frac{(x_i-\mu)^2}{2\sigma^2}\right)\right]$$

となり，

$$\frac{(x_1-\mu)^2}{\sigma^2}+\cdot\cdot\cdot\cdot+\frac{(x_n-\mu)^2}{\sigma^2}=\frac{n\mu^2-2(x_1+\cdot\cdot\cdot\cdot+x_n)\mu+{x_1}^2+\cdot\cdot\cdot\cdot+{x_n}^2}{\sigma^2}$$
$$=\left(\frac{n}{\sigma^2}\right)\mu^2-\left\{\frac{2(x_1+\cdot\cdot\cdot\cdot+x_n)}{\sigma^2}\right\}\mu+\frac{{x_1}^2+{x_2}^2+\cdot\cdot\cdot\cdot+{x_n}^2}{\sigma^2}$$

であることから，

$$P(\mu \mid x_1, x_2, \cdot\cdot\cdot, x_n) \propto \left[\Pi_{i=1}^{n} \exp\left(-\frac{(x_i-\mu)^2}{2\sigma^2}\right)\right]$$
$$=\exp\left[\left(\frac{n}{\sigma^2}\right)\mu^2-\left\{\frac{2(x_1+\cdot\cdot\cdot\cdot+x_n)}{\sigma^2}\right\}\mu+\frac{{x_1}^2+{x_2}^2+\cdot\cdot\cdot\cdot+{x_n}^2}{\sigma^2}\right]$$

となります．

μ を含んでいない項は省略できるので，

$$\propto \exp\left[\left(\frac{n}{\sigma^2}\right)\mu^2-2\left\{\frac{n\bar{x}}{\sigma^2}\right\}\mu\right]$$
$$=\exp\left(\frac{n}{\sigma^2}\right)\left[\mu^2-2\left(\frac{\sigma^2}{n}\right)\left\{\frac{n\bar{x}}{\sigma^2}\right\}\mu\right]$$
$$\propto \exp\left(\frac{n}{\sigma^2}\right)[\mu-\bar{x}]^2$$
$$\propto \exp[\mu-\bar{x}]^2 \qquad \cdots\cdots \textbf{式 2-17}$$

と簡単になり，μ の事後確率は，事前無情報の場合でも正規分布 $N\left(\bar{x}, \frac{\sigma^2}{n}\right)$ に従うことがわかります．

C. σ^2 をベイズ推測する

簡単にするため前提条件として，μ は既知，μ と σ^2 は互いに独立とします．

1) 自然共役事前分布その 1

a) 観測で得られたデータが従う確率分布を考える

n 個の観測値 $x=x_1, x_2, \cdot\cdot\cdot, x_n$ は $N(\mu, \sigma^2)$ に従うと考えられます．

b) 推測の対象となる変数の関数（尤度・尤度関数）を導出する

$$P(\sigma^2 \mid x) = \frac{P(x \mid \sigma^2)}{P(x)} P(\sigma^2)$$

まず尤度 $\frac{P(x \mid \sigma^2)}{P(x)}$ を求めてみましょう．

$P(x_1, x_2, \cdot\cdot\cdot, x_n \mid \sigma^2)$ は，

$$P(x_1, x_2, \cdot\cdot\cdot, x_n \mid \mu, \sigma^2)$$
$$= \left\{\frac{1}{\sqrt{2\pi\sigma^2}} \exp\left(-\frac{(x_1-\mu)^2}{2\sigma^2}\right)\right\} \left\{\frac{1}{\sqrt{2\pi\sigma^2}} \exp\left(-\frac{(x_2-\mu)^2}{2\sigma^2}\right)\right\}$$
$$\cdot\cdot\cdot \left\{\frac{1}{\sqrt{2\pi\sigma^2}} \exp\left(-\frac{(x_n-\mu)^2}{2\sigma^2}\right)\right\}$$

と等しいと考えられます．

$P(x)$ は $P(x) = \int P(x \mid \sigma^2) P(\sigma^2) d\sigma^2$

とすると σ^2 をすべての値で積分してしまい，σ^2 を含まなくなるため，σ^2 からみた $P(x)$ は定数扱いになります．

すなわち

$$尤度 \frac{P(x \mid \sigma^2)}{P(x)} = \frac{P(x_1, x_2, \cdot\cdot\cdot, x_n \mid \sigma^2)}{P(x_1, x_2, \cdot\cdot\cdot, x_n)}$$
$$\propto P(x_1, x_2, \cdot\cdot\cdot, x_n \mid \sigma^2) = (\sigma^2)^{-n/2} \exp\left\{-\frac{1}{2\sigma^2} \textstyle\sum_{i=1}^{n} (x_i-\mu)^2\right\}$$

……**式 2–18**

となります．

c) 事前分布を与える

ここで σ^2 の事前確率 $P(\sigma^2)$ を解析的に適用します．実は $P(\sigma^2)$ に自然共役事前分布として自由度 ν_0，尺度母数 λ_0 の尺度付き逆カイ二乗分布 $\chi^{-2}(\nu_0, \lambda_0)$ を適用します．

ν_0, λ_0 の値は解析者が与えるものとします．

$\chi^{-2}(\nu_0, \lambda_0)$ の確率密度関数の式は，

$$\frac{\left(\frac{\lambda_0}{2}\right)^{\frac{\nu_0}{2}}}{\Gamma\left(\frac{\nu_0}{2}\right)}(\sigma^2)^{-\left(\frac{\nu_0}{2}+1\right)}\exp\left(-\frac{\lambda_0}{2\sigma^2}\right)$$

です[11)脚注 2-2)].

d) 事後分布を導き出す

$P(\sigma^2)$ に尺度付き逆カイ二乗分布 $\chi^{-2}(\nu_0, \lambda_0)$ の式を代入して,

$$P(\sigma^2 \mid x)$$

$$=\frac{P(x \mid \sigma^2)}{P(x)}P(\sigma^2)\propto(\sigma^2)^{-n/2}\left[\exp\left\{-\frac{1}{2\sigma^2}\Sigma_{i=1}^n(x_i-\mu)^2\right\}\right](\sigma^2)^{-\frac{\nu_0}{2}-1}\exp\left(-\frac{\lambda_0}{2\sigma^2}\right)$$

$$\propto(\sigma^2)^{-\frac{n+\nu_0}{2}-1}\exp\left[-\frac{1}{2\sigma^2}\left(\lambda_0+\Sigma_{i=1}^n(x_i-\mu)^2\right)\right]$$

s^2 を観測値の分散とすると $s^2=\frac{1}{n}\Sigma_{i=1}^n(x_i-\mu)^2$ ですので

$$P(\sigma^2 \mid x)\propto(\sigma^2)^{-\frac{n+\nu_0}{2}-1}\exp\left[-\frac{1}{2\sigma^2}\left(\lambda_0+ns^2\right)\right]$$

となります.

この式の右辺は自由度 ν_0+n, 尺度母数 λ_0+ns^2 である尺度付き逆カイ二乗分布の確率密度関数の核（主要部分）であるとわかります.

計算を進めて比例式ではなく等式になるように定数の調整をすると, 事前確率が $\chi^{-2}(\nu_0, \lambda_0)$ に従うとき, σ^2 の事後確率は $\chi^{-2}(n+\nu_0, \lambda_0+ns^2)$ に従います.

正規分布 $N(\mu, \sigma^2)$ の母集団の分散 σ^2 の事後確率は, 観測値が $x=x_1, x_2,$ ・・・, x_n, 事前確率が自然共役事前分布である尺度付き逆カイ二乗分布 $\chi^{-2}(\nu_0, \lambda_0)$ に従うとき, 尺度付き逆カイ二乗分布に従うことがわかります.

脚注 2-2)　成書によっては $\chi^{-2}(\nu, \lambda)$ において $\lambda=\nu s^2$ とし, 確率密度関数の式を

$$\frac{\left(\frac{\nu}{2}\right)^{\frac{\nu}{2}}}{\Gamma\left(\frac{\nu}{2}\right)}s^{\nu}(\sigma^2)^{-\left(\frac{\nu}{2}+1\right)}\cdot\exp\left(-\frac{\nu s^2}{2\sigma^2}\right)$$ と

λ ではなく s^2 を尺度母数であると記載している場合もあります. その場合, 尺度付き逆カイ二乗分布の表記は $\chi^{-2}(\nu, s^2)$ となります.

2) 自然共役事前分布その2

先に σ^2 の自然共役事前分布は尺度付き逆カイ二乗分布であることを示しましたが，尺度付き逆ガンマ分布も σ^2 の自然共役事前分布になります．

形状母数 α，尺度母数 β の尺度付き逆ガンマ分布 $\mathrm{IG}(\alpha, \beta)$ の確率密度関数は

$$P(\sigma^2)=\frac{\beta^\alpha}{\Gamma(\alpha)}(\sigma^2)^{-(\alpha+1)}\exp\left(-\frac{\beta}{\sigma^2}\right)$$

となります．$\Gamma(\alpha)$ は α のガンマ関数です[11)脚注2-3)]（尺度付き逆カイ二乗分布は逆ガンマ分布の特殊なケースであり，$\alpha=\frac{2}{\nu}$，$\beta=\frac{\lambda}{2}$ のとき $\mathrm{IG}(\alpha, \beta)$ は $\chi^{-2}\left(\nu, \frac{\lambda}{\nu}\right)$ になります）．

$$\text{尤度}\ \frac{P(x\mid\sigma^2)}{P(x)}=\frac{P(x_1, x_2, \cdots, x_n\mid\sigma^2)}{P(x_1, x_2, \cdots, x_n)}$$
$$\propto P(x_1, x_2, \cdots, x_n\mid\sigma^2)=(\sigma^2)^{-n/2}\exp\left\{-\frac{1}{2\sigma^2}\Sigma_{i=1}^n(x_i-\mu)^2\right\}$$

で

$P(\sigma^2)$ に尺度付き逆ガンマ分布 $\mathrm{IG}\left(\frac{\alpha}{2}, \frac{\beta}{2}\right)$ の式を代入して，

$$\begin{aligned}
&P(\sigma^2\mid x)\\
&=\frac{P(x\mid\sigma^2)}{P(x)}P(\sigma^2)\\
&\propto(\sigma^2)^{-n/2}\left[\exp\left\{-\frac{1}{2\sigma^2}\Sigma_{i=1}^n(x_i-\mu)^2\right\}\right]\frac{1}{\left(\frac{\beta}{2}\right)^{\frac{\alpha}{2}}\Gamma\left(\frac{\alpha}{2}\right)}(\sigma^2)^{-\left(\frac{\alpha}{2}+1\right)}\exp\left(-\frac{\beta}{2\sigma^2}\right)\\
&\propto(\sigma^2)^{-\frac{n+\alpha}{2}-1}\exp\left[-\frac{1}{2\sigma^2}\left\{\beta+\Sigma_{i=1}^n(x_i-\mu)^2\right\}\right]
\end{aligned}$$

となります．

s^2 を観測値の分散とすると $s^2=\frac{1}{n}\Sigma_{i=1}^n(x_i-\mu)^2$ ですので，

脚注2-3)　成書によっては $\mathrm{IG}(\alpha, \beta)$ の確率密度関数の式を $P(\sigma^2)=\frac{1}{\beta^\alpha\Gamma(\alpha)}(\sigma^2)^{-(\alpha+1)}\exp\left(-\frac{\beta}{\sigma^2}\right)$ と記載していることもあります．この場合の β はスケール・長さではなく，単位回数または単位時間あたりの発生回数（rate）を示すことになるため，rate parameter とよばれます．

$P(\sigma^2 \mid x) \propto (\sigma^2)^{-\frac{n+\alpha}{2}-1} \exp\left\{-\frac{1}{2\sigma^2}(\beta+ns^2)\right\}$ となり，この式の右辺は形状母数 $\frac{n+\alpha}{2}$，尺度母数 $\frac{\beta+ns^2}{2}$ の尺度付き逆ガンマ分布 $\mathrm{IG}\left(\frac{n+\alpha}{2}, \frac{\beta+ns^2}{2}\right)$ の確率密度関数の核（主要部分）であるとわかります．

計算を進めて比例式ではなく等式になるように定数調整をすると，事前確率が $\mathrm{IG}\left(\frac{\alpha}{2}, \frac{\beta}{2}\right)$ に従うとき，σ^2 の事後確率は $\mathrm{IG}\left(\frac{n+\alpha}{2}, \frac{\beta+ns^2}{2}\right)$ に従います．

正規分布 $\mathrm{N}(\mu, \sigma^2)$ の母集団の分散 σ^2 の事後確率は，観測値が $x=x_1, x_2, \cdot\cdot\cdot, x_n$，事前確率が自然共役事前分布である尺度付き逆ガンマ分布 $\mathrm{IG}\left(\frac{\alpha}{2}, \frac{\beta}{2}\right)$ に従うとき，尺度付き逆ガンマ分布に従うことがわかります．

D. 応　用

1) 2 つの正規分布の平均の差の推論

前記で観測値から母集団の平均と分散を事後確率で推測する話をしましたが，実際に最も行われやすいのは平均の差の推論だと思われます．2 つの観測値データ $x_1=x_{11}, \cdot\cdot\cdot, x_{1_{n1}}$ と $x_2=x_{21}, \cdot\cdot\cdot, x_{2_{n2}}$ が独立で，それぞれ $\mathrm{N}(\mu_1, {\sigma_1}^2)$ と $\mathrm{N}(\mu_2, {\sigma_2}^2)$ に従うとき，話を簡単にするため ${\sigma_1}^2={\sigma_2}^2=\sigma^2=$既知とし，事前無情報とすると式 2-17 より μ_1 の事後確率は $\mathrm{N}\left(\bar{x}_1, \frac{\sigma^2}{n_1}\right)$，$\mu_2$ の事後確率は $\mathrm{N}\left(\bar{x}_2, \frac{\sigma^2}{n_2}\right)$，にそれぞれ従うことから平均の差 $\mu_1-\mu_2$ の事後確率は $\mathrm{N}\left(\bar{x}_1-\bar{x}_2, \frac{n_1+n_2}{n_1 n_2}\sigma^2\right)$ に従うことがわかります．

2) 推測例

2 群 X_1，X_2 である臨床検査の観測データ x_1，x_2 の観測数がそれぞれ 6 個，4 個，平均がそれぞれ 56，43 でそれぞれ母分散 120 の正規分布に従い事前無情報の場合，その平均の差の事後確率は $\mathrm{N}\left(56-43, \frac{6+4}{6\times 4}\times 120\right)=\mathrm{N}(13, 50)=\mathrm{N}(13, 50)$ に従うことになります（図 2-8）．

この事後確率分布によると 2 群の平均の差が 0 以上の（すなわち x_1 の平均が x_2 の平均よりも大きい）事後確率は 98%，2 群の平均の差が 10 から 20 の値を取る事後確率は 54%となります．臨床研究で 2 群の平均の差を測定するにあた

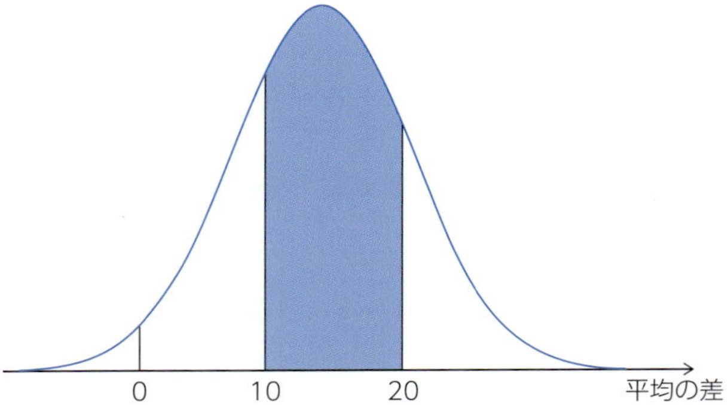

図 2-8　**2 群の平均の差の事後確率曲線の例**
X_1 のほうが X_2 よりも平均が大きい確率は 0 以上の曲線化面積で表されます．平均の差 10 から 20 までの値を取る事後確率は図の部分の面積で，54％となります

り，通常の頻度論的統計学における仮説検定では差がどれくらいで，その場合はサンプル数をどれくらい集めなければならないかについて研究計画の設計にあらかじめ盛り込むことが求められますが[12]，ベイズ統計では，より少ない手持ちの観測データで，仮説検定のときの固定された有意水準にとらわれない，観測者の定めた判断基準に基づいた推論を行うことができます．

● 3) 問題点—そう簡単に 2) のようにうまくいくのでしょうか？

この正規分布のベイズ推測で，前提条件に「(母集団の) μ，あるいは σ^2 は既知」と書かれてあったのに気づいて思わず「エッ？」と思われた方もいると思います．「既知なら推測する必要がないでしょう！」というのはまったくごもっともな指摘だと思います．実際は μ あるいは σ^2 が未知であること，さらに ${\sigma_1}^2={\sigma_2}^2$ かどうかわからないことのほうが現実的なのですが，話を簡単にするためにここでは前述のようにしています．(母集団の) μ，あるいは σ^2 が未知である場合，${\sigma_1}^2 \neq {\sigma_2}^2$ である場合の μ，σ^2 のベイズ推測については先人の著した成書に譲ろうと思います[13]．

前記に加えて，ではモデル分布に使う観測データには何が必要とされるのでしょう？　何でもよいのでしょうか？

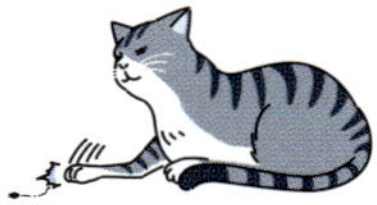

まとめ

- ベイズ推測は4つのステップで進めていくのが基本的な流れです.
- 尤度と事前分布（事前情報）について解説しました.
- ベイズ推測は臨床判断のプロセスに即していて，割合，発生率（と率比），平均や分散といった臨床判断で必要とされる目安の推測もできます（もちろん第3章，第4章でも述べますが，それだけではありません）.

■文　献

1）松原　望：ベイズ決定．東京大学教養学部統計学教室（編）：自然科学の統計学．東京大学出版会，1992：251-276.
2）生澤雅夫，他：付表．芝　祐順，他（編）：統計用語辞典．新曜社，2002：283-289.
3）Box G, et al.：Approximate Data Translated Likelihood. In：Bayesian inference in statistical analysis. Wiley-Interscience, 1992：34-41.
4）繁桝算男：ベイズ統計入門．東京大学出版会，1985：53-54.
5）松原　望：確率分布．東京大学教養学部統計学教室（編）：統計学入門．東京大学出版会，1991：109-131.
6）赤嶺達郎：枠どり法とPetersen法の区間推定における伝統的統計学とベイズ統計学との比較．水研センター研報 2002；2：25-34.
7）西浦　博，他：感染者割合の推定．西浦　博（編）：感染症疫学のためのデータ分析入門．金芳堂，2021：68-90.
8）Gelman A：Poisson model. In：Bayesian Data Analysis. 2nd ed, Chapman & Hall/CRC, 2003：51-55.
9）蓑谷千凰彦：統計分布ハンドブック．朝倉書店，2003：240-260.
10）Hoff P：A First Course in Bayesian Statistical Methods. Springer, 2009：67-87.
11）Lesaffre E：Distributions. In：Bayesian Biostastistics（Statistics in Practice）（English Edition）. Wiley, 2012：460-483.
12）永田　靖：サンプルサイズの決め方（統計ライブラリー）．朝倉書店，2003：105-118.
13）Lindley D：Inference for several normal distributions. In：Introduction to Probability and Statistics from a Bayesian Viewpoint part2 Inference. Cambridge University Press, 1965：76-122.

3 観測データの扱い：観測データの i.i.d. と交換可能性について

POINT

ベイズ推測の観測データがもつべき条件について解説します．

1. i.i.d.：独立に同一の分布に従うこと

ここで，ベイズ推測における観測値に求められる条件について述べます．本章 2 の冒頭で述べたベイズ推測の大まかな手順「②推測の対象となる変数の関数（尤度・尤度関数）を導出する」では，観測値が「N 回のベルヌーイ試行で成功回数 x 回」とか，「発生回数が単位時間あたり $x_1, x_2, \cdots, x_t$ 回の t 個」とか，「正規分布に従う n 個の得られたデータ $x_1, x_2, \cdots, x_t$」とかのように，尤度関数を計算する際に観測値の同時確率を計算しています．同時確率は通常，観測値が各々同じ確率分布に従い，各々独立に得られた（相互が独立な変数である）とみなされた場合に，式 2-5 や式 2-10，式 2-15，式 2-18 のように計算されます．この場合観測値は「独立に同一の分布に従う（independent and identically distributed：i.i.d.)」とよばれます．この i.i.d. という性質は尤度関数を計算する際の大前提となり，用語としての i.i.d. はベイズ流手法を用いた論文の方法部分にしばしば記載されているので覚えておくとよいかと思います．

2. i.i.d. の担保と交換可能性

現実には i.i.d. を厳密に満たす観測を行うことはむずかしいと思われます（実験計画法[1)] 的な視点に立てば明らかではないでしょうか？）．そこで，i.i.d. という条件を少し緩めます．たとえば，正規分布に従うデータが 1.8，2.5，0.7 の 3 個観測されたとします．観測値が1.8，0.7，2.5の順で得られた場合，2.5，0.7，1.8 の順で得られた場合，2.5，1.8，0.7 の順，0.7，2.5，1.8 の順，0.7，1.8，2.5 の順，と各観測値を得る順番がどのように入れ替わっても，全体で観測値の起こる確率が同じであるとみなせる場合（これを「交換可能性（exchangeability）を有する」といいます），その観測値をベイズ推測の尤度関数に適用するというものです．何個かある観測データをもしいっぺんに取得できたならば順番もへったくれもありませんので，交換可能性の最もわかりやすい例になると思います．そこまで極端ではなくても，観測の順番が入れ替わっても順列によって観測値の発生確率は変わらない（だろう）となったときは交換可能性を担保するとします．

ベイズ推測にあたり観測値は i.i.d. か，そうではない場合は交換可能性を有することが前提となります[脚注 2-4)]．

以上ベイズ推測についての基本を解説しました．ではベイズ推測の特長とは何でしょうか？

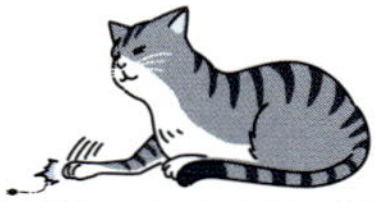

まとめ

- 観測値には交換可能性を担保していることが求められます．

■文　献

1）岩崎　学：統計的データ解析入門 実験計画法．東京図書，2006：1-19．

2）渡部　洋：ベイズ統計学入門．福村出版，1999：98-100．

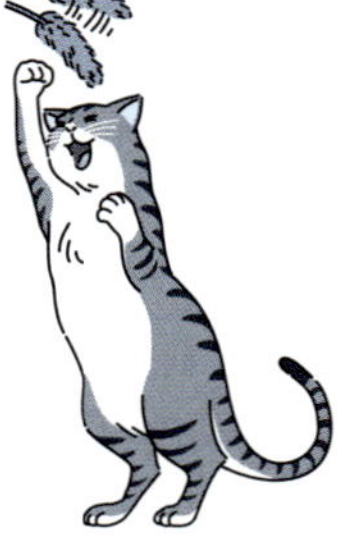

脚注 2-4)　交換可能性を有していれば i.i.d. とみなしてベイズ推測を行ってよい根拠として de Finetti の定理というものがあります[2)]．

4 ベイズ推測の特長と注意点

POINT

一定の注意するべき点はありますが，日常臨床における意思決定に活用されやすい特徴があります．

これまであげてきたベイズ推測の特徴と制限を表 2-1[1)] に示します．

表 2-1 のａとｂでは主観的な要素が入る際に観測者・解析者のバイアスがかかっていないかどうかに注意するべきでしょう．しかし，バイアスの混入は特にベイズ統計に限ったことではないと考えます．ｂでは都合よく自然共役事前分布を得ることができない場合にどうするのかという問題が常に生じます．また，自然共役事前分布が得られた場合でも，正規分布の分散の推測〔第 2 章 2 - 4-C -1), 2)〕のように，自然共役事前分布が複数でてくる場合もありえます．その際どちらを事前情報に使ったらよいのでしょうか？　これには特に決まりはありません．「何でその事前分布を使ったのですか？」「事前情報は本当にその分布に従うのですか？」と問われたときに「こうだから使った」「こうだから従うとみなせる」とスッパリと答えにくい状況も起こりえるかもしれません．ｃでベイズ推測は真実（パラメータの真の値）を不確実なものと捉え，事後確率を計算する

表 2-1　ベイズ統計の利点と制限

利点	制限
a　直感的な説明を許容する	主観的な要素が導入される（それを無視するよりも明示的に取り扱うほうが有益であるかもしれないが）
b　事前情報を利用する	事前分布の設定には困難さがある
c　より広い範囲の問題を扱える	ベイズ法はあまり教えられていない
d　複雑なモデルでも簡単に解析できる	
e　意思決定に適している	
f　すべての情報を素直に使用する	

※記号 a～f のみ著者が付与
〔McCarthy M，野間口眞太郎（訳）：統計的方法への批評．生態学のためのベイズ法．共立出版，2009：32-66.〕

ことによりパラメータの不確実性を幅をもったものとして明示するため，頻度論的統計学における仮説の検定では扱えない，より広い範囲の問題に柔軟に対処することができます．対して，頻度論的統計学における仮説の検定は，帰無仮説と対立仮説の 2 つのうちどちらかしか採択できません．すなわち二者択一であり，柔軟性のある判断ができません．また，頻度論的統計学における仮説の検定は，その統計検定量（t 値や χ^2 値など）が計算されうる仮説にしか対応できません．これは，判断することのできる問題の範囲に限界があることを意味します．d ではまずモデルをどのように構築するのか？　構築されたモデルの妥当性に関する検証が必要になってくるのではないか？　といった問題が立ちはだかると思われます．表にはありませんが，ほかにもあげると，基本的には事前確率には何らかのパラメトリックな確率分布（確率変数や母数の含まれる関数で表現される確率分布）を設定し，ノンパラメトリックな分布を想定しないことが一般的です．ノンパラメトリックなベイズ推測も世の中にはあるかもしれませんけど，本書では取り上げておりません〈筆者が無知であるという話もありますが（汗）〉…….しかし e で意思決定に際し判断基準の設定に柔軟に対処できたり，f のように手持ちの観測データを活かすことのできるのも，ベイズ統計が日常臨床の判断に活かされやすい大きなメリットといえると確信しています．

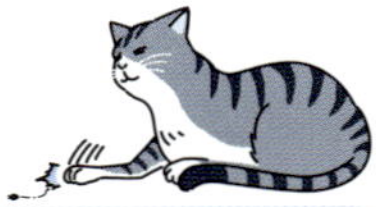

まとめ

- ベイズの定理から始まり，原理と基本的な手順，おもなルール，解析的手法のいくつかについて述べました
- 仮説検定など頻度論的統計学的手法と異なり観測値と事前情報を用いるベイズ流アプローチは，臨床場面において手持ちのデータと経験をもとに意思決定を行うプロセスによくあっているといえます
- 第 3 章ではさらに複雑なモデルにおいて推測を行う手法について解説します

■文　献

1）McCarthy M，野間口眞太郎（訳）：統計的方法への批評．生態学のためのベイズ法．共立出版，2009：32-66．

第3章

臨床家のための マルコフ連鎖モンテカルロ法

本章では，マルコフ連鎖モンテカルロ法について解説します．21 世紀のベイズ推測はマルコフ連鎖モンテカルロ法の全盛期であるといってよいでしょう．よってベイズ統計を活用するためには，マルコフ連鎖モンテカルロ法を理解することが大変重要です．ここでは，最初に「なぜベイズ統計にマルコフ連鎖モンテカルロ法のような計算数学的手法の導入が必要だったのか？」について述べます．次にマルコフ連鎖モンテカルロ法の成り立ちと原理，実際に使用されるサンプリングのアルゴリズムを取り上げます．そして，マルコフ連鎖モンテカルロ法を用いたモデリングとシミュレーションについて，具体的なシミュレーションの手順・設定・評価方法，モデルの構築例を紹介します．さらに，マルコフ連鎖モンテカルロ計算の失敗しやすい例とその対処についても触れようと思います．以上により，臨床家がベイズ流を医療統計に活用するための，またはベイズ流手法を用いて記された論文を読み解くための，必要な基礎となるベイズ流の考え方を提供します．

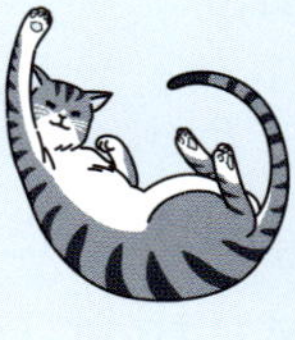

1　計算数学的手法による近似

POINT

- 自然共役事前分布が存在しなくても，ベイズ推測は行えます．
- ベイズ推測には乱数を用いた数値計算手法が応用されます．
- モンテカルロ法は，乱数を使って計算を行うシミュレーション法です．

第 2 章ではベイズ推測のアウトラインと，自然共役事前分布を用いて数式を変形・計算することにより，事後確率を推測する解析的手法について述べました．では，自然共役事前分布が得られない・みつからない場合はどうしたらよいのでしょう？

1.　解析的手法の限界

A. ベータ分布引くベータ分布は何分布？

第 2 章 3 において，ベイズ統計で観測値によって割合（有効確率）を推測することが可能なことがわかりました．しかし，現実には有効確率を評価すること，たとえば 2 つの治療法 X と Y の有効確率 Px と Py の差を比較することのほうがより重要であると思います．2 つの治療法が互いに独立だとすると，Px の自然共役事前分布 $\mathrm{Be}(xa, xb)$ と Py の自然共役事前分布 $\mathrm{Be}(ya, yb)$ はそれぞれわかっているので，〔$\mathrm{Be}(\alpha, \beta)$ は母数 α, β のベータ分布（式 2-7）〕，ベイズの定理（式 2-1）から

$$P(Px-Py|x, y)=\frac{P(x, y|Px-Py)}{P(x, y)}P(Px-Py)\cdots\cdots \text{式 3-1}$$

となります．

この式において $P(Px-Py)$ の自然共役事前分布がみつかれば，$Px-Py$ の事後確率 $P(Px-Py|x, y)$ は同分布から推測できるのではないでしょうか？　では $P(Px-Py)$ の自然共役事前分布は……わかりません．というか数式としての確率分布での自然共役事前分布は得られないみたいです．

式 3-1 においてわかっているのは，

①事前情報が無情報とすると Px の事前分布が $\mathrm{Be}(1, 1)$，Py の事前分布が $\mathrm{Be}(1, 1)$

②$Px-Py$の事後分布（同時事後分布）は強いていえば$\mathrm{Be}(\alpha x, \beta x)-\mathrm{Be}(\alpha y, \beta y)$の2点くらいでしょう.

しかし，自然共役事前分布のほかに$Px-Py$の尤度関数$\dfrac{P(x, y|Px-Py)}{P(x, y)}$も何なのかよくわかりません.

さあどうしましょう？　第3章ではこのような場合の対処について考案されてきたことについてできるだけ詳しく述べることにします.

B. 解析的手法を使わない・使えないときの対処

Aのような事態には以下のようにするしかないようです.

①事後分布と相似的に表せられる自然共役事前分布を得るのをあきらめる（わからないのでしかたがない）

②数値を近似的に求める，というか近似値で得る

③近似値の計算はコンピューター（PC）に任せる（いわゆるシミュレーションをさせる．シミュレーションの手順はヒトがコンピューターに教える）

といった感じです.

2. モンテカルロ法

A. コンピューターの数値計算による近似

従来から，複雑な計算に対処するため登場してきたのが計算数学や実験数学，計算統計学という名称でよばれる分野でした．最も取りあげられる例は分子（や原子，など微小な粒子）の挙動についてのもので，無数に近いほどの数の分子が，それぞれランダムに振舞うのをいちいち計算するのは無理ということで，もともと分子シミュレーションの方法として考え出されたものだそうです[脚注 3-1)]．分子がめいめいランダムに動くのでしたら，そのランダムな場合を想定して繰り返し計算したらよいのではないか？　ランダム状態を再現するためには確率的に模擬的にばらついた数値をたくさん作っておいて（これを乱数列とよびます），それを次から次へとコンピューターに読み込ませて，コンピューターの演算力でエイや！と計算してしまい，乱数列を用いた計算結果の集合から推測する値（の取りうる範囲）を算出すれば，真の値は大体この辺だろうということがわかる（近似値が得られる）という理屈です.

脚注 3-1)　微粒子の挙動をモデル化した代表的なものにイジング模型というものがあります[1)].

B. モンテカルロ法とは

モンテカルロという名前の由来は，モナコ公国にあるカジノの町として有名なモンテカルロです．乱数を用いる点がサイコロを振って勝負する賭博ゲームに似ていることから町の名を取って名づけられました[2)]．乱数を発生させることによって確率現象を模擬して，もとの現象を解明しようとするシミュレーション手法をモンテカルロ法とよびます．しかし，乱数を発生させて複雑な数理計算を行い，解を近似的に得る手法も含めてモンテカルロ法とよびます．要するに広い意味で乱数を使って計算する手法は，すべてモンテカルロ法とよぶことができ，ランダムな要素を含む問題はすべてモンテカルロ法の対象になるとされます[3)]．その淵源は19世紀半ばに行われた「Buffonの針」という確率的模擬実験までさかのぼるとされています．その後，原子爆弾の開発研究で，NeumannとUlamが核分裂を起こす物質中における中性子の拡散現象を解明するために用いられた際，モンテカルロ法という名称が与えられました．モンテカルロ法は積分（多次元の多重積分）計算や微分方程式の解を近似的に求めることにも用いられ，かつてはシミュレーションの主流を占めていました[脚注3-2)]．

C. 簡単なモンテカルロシミュレーション

先行書でよく取り上げられているのは，円周率の計算[5)]ですが，ここでは底辺1，高さ1，面積1/2＝0.5の二等辺直角三角形の面積を計算してみましょう（図3-1）．

乱数列は，それぞれ0から1までの間の実数のすべての値がそれぞれ同じ確率（すなわち一様分布に従う）で出現する一様乱数で，v，wの2種類とします．ここで乱数列から座標{横軸：v，縦軸：w}を作ります．

①作られた座標が $v<0$ または $1<v$，$w<0$ または $1<w$ のときはその座標を捨てる（カウントしない）

②作られた座標が $w \leqq v$ のときと，$w>v$ のときでそれぞれその座標をカウントする

③以下①②をひたすら繰り返す

をグラフにプロットすると…….

乱数列が100個の場合（図3-2），プロットはスカスカですが，1000個の場合

脚注3-2)　モンテカルロシミュレーションに対して，確率現象を扱わないことから，システマティックシミュレーションというシミュレーション手法の分類もあります[4)]．

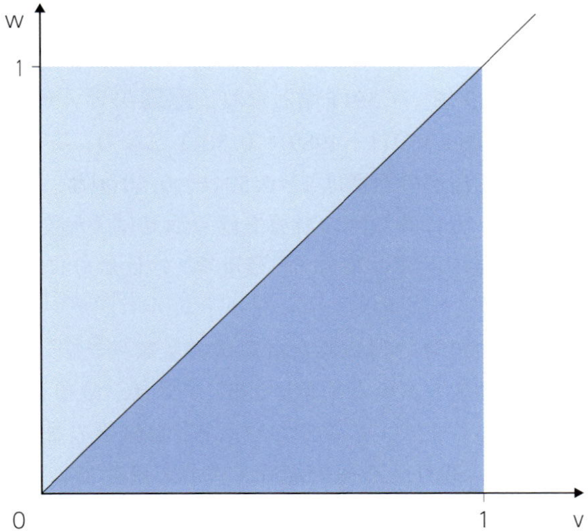

図 3-1 面積 1/2 の二等辺直角三角形の面積計算の例
図の▇部分の面積は，（▇部分＋▇部分）の方形部分（縦 1× 横 1）×{▇部分 /（▇部分＋▇部分)} で求められます

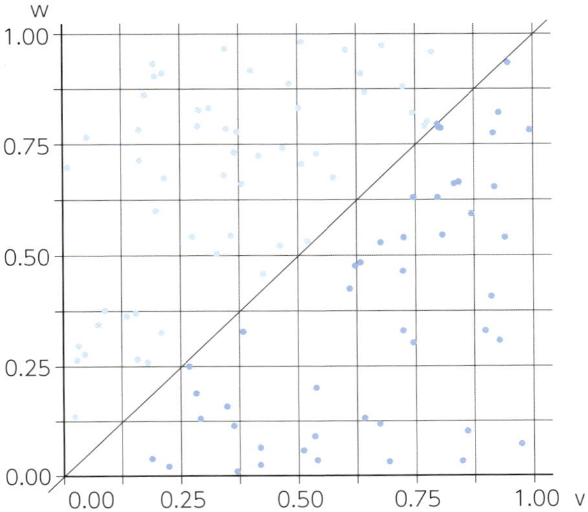

図 3-2 モンテカルロの計算回数が 100 回の場合
※計算は R で行っています

（図 3-3），10000 個の場合（図 3-4）と計算回数が増えるにつれ，三角形の中身がプロットで詰まっていきます．三角形のなかにプロットされた座標の数を数えると，図 3-4 では 4989 個， 5011 個となり， 部分／（ 部分＋ 部分）のプロット数比は 5011/(5011＋4989)＝0.5011 となり，方形部分が面積 1 なので求める二等辺直角三角形の面積は 1×0.5011＝0.5011 と，けっこうよい面積の近似になりました．十分に多数回の計算を繰り返せば（大数の法則[6]により），どうやらモンテカルロ法の計算は積分（面積計算）の代わりになることがわかりました．

さらに，モンテカルロ計算で得られた計算後の乱数列[脚注 3-3]を，その数値の大小順に並べてみるとヒストグラム（度数分布）ができ，分布（確率分布密度）が視覚的に示されると思われます．ここでおやっ？計算結果の乱数の並びからその分布の平均や標準偏差，取りえる値の範囲（ベイズ統計でいうところの信用区間）などの推論ができるのではないのか？ということに気がついたかと思います．

D. 注意：乱数が確率現象を模擬的に再現できていないと結果が怪しくなる

モンテカルロ法は巷で「数打ち法」とか「パチンコ法」とかの別名でいわれることがあるかもしれません．しかし，モンテカルロ法で発生させ使用する乱数がもし，その計算対象となる問題の現象で想定される値の範囲外だったり，ばらつきが乱数の範疇以外で偏った値だったり，前に作られていた数の並びがまた作られていたり（周期性），確率分布的に出やすいと考えられる値からかけはなれた値のものばかりだったりすると，つまり「それ本当に乱数なの？」という，言い換えれば乱数であることの妥当性が担保された乱数ではないと，正しい結果が得られなくなることは明らかだと思われます．乱数列が，たとえば一様分布や正規分布，逆ガンマ分布などに従うような値でちゃんと作られているか？　乱数といっても決してデタラメではない正しい（？）乱数であるということは非常に大事です．もしも，モンテカルロシミュレーションのプログラムを一般的なコンピューターのプログラミング言語で自作するとした場合，そのプログラミング言語が発生させる乱数（現実には疑似乱数）が，どの程度妥当な乱数であるかは必ず検証

脚注 3-3）　乱数（列）を用いて計算して得た値の数（列）も，この本では乱数（列）であると言い切ることにします．本当は乱数を用いて計算した結果は本当に乱数といえるのか？それ以前に計算に用いる乱数はどのようにして作られるのか？そもそもいったん登場した乱数はもはや乱数とはよべなくなるのではないか（ある種のパラドックス）？といった，踏み込むとかなり深い学問領域がある様子ですが，本書では横道に反れるそれらの議論は割愛し，文献を紹介させてもらうにとどめます[7,8]．

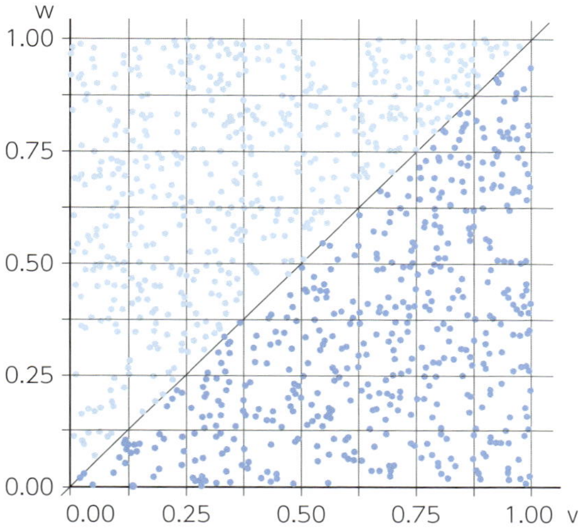

図 3-3　モンテカルロの計算回数が 1000 回の場合
※計算は R で行っています

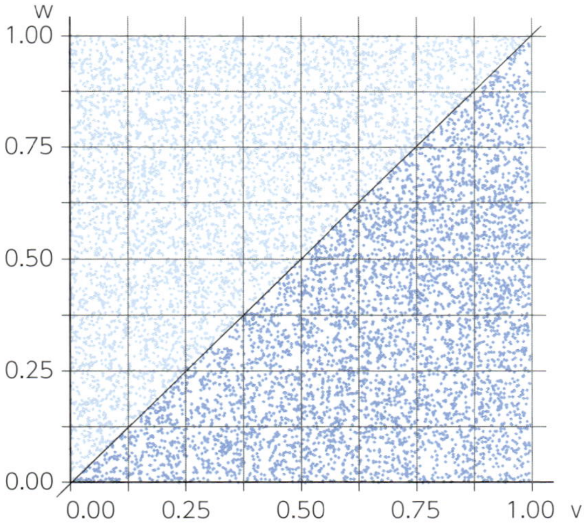

図 3-4　モンテカルロの計算回数が 10000 回の場合
※計算は R で行っています

するべきです．可能ならば，ある程度以上信用できる乱数生成機能を有している（とされる），数値計算に特化したプログラミング言語を用いたほうが無難でしょう．

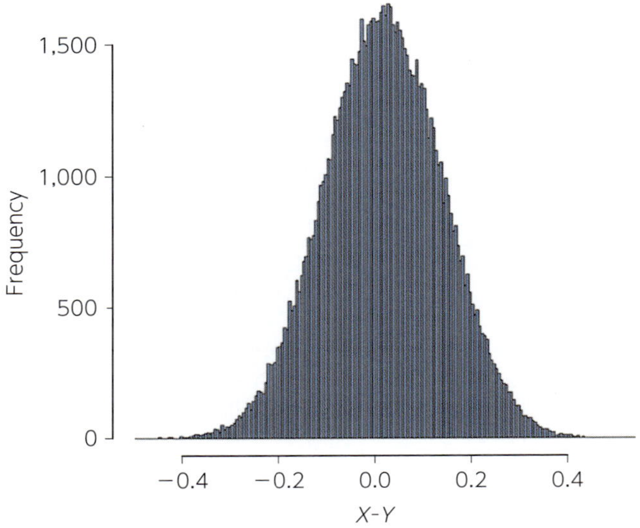

図 3-5　モンテカルロ法で得た *Px−Py* の事後分布
※計算は R で行っています

E. ベータ分布引くベータ分布をモンテカルロシミュレーションで

このモンテカルロ法を用いて事後分布を計算してしまえばよいのではないのか？　ということを考えてしまうのですが，とにかくやってみましょう．

X と Y は互いに独立で X の事後分布を Be(13, 9)（12 回成功 8 回失敗），Y の事後分布を Be(9, 7)（8 回成功 6 回失敗）としましょう．Be(13, 9)−Be(9, 7) をモンテカルロ法で計算することになります．手順は，

①Be(13, 9) に従う乱数 xi，Be(9, 7) に従う乱数 yi を作り出す

②$\Delta i = xi - yi$ を計算する

③①②を多数回繰り返し，$\Delta i(i=1, 2, 3, \cdots)$ の乱数列を得る

となります．

これはモンテカルロ法のうちランダムサンプリングという単純なやり方で，乱数 xi，yi はそれぞれベータ分布に従うので最小値 0，最大値 1 で，Δi は最小値 −1，最大値 1 になるようです．xi も yi も頻度的にはそれぞれの最頻値（か最頻値に近い値）を取りやすいことから，$\Delta = x - y$ の値すなわち $Px - Py$ の事後分布は最頻値同士の引き算あたりの値がいちばん出てきやすそうです．乱数の個数，すなわち計算の繰り返し数を増やせば増やすほど，Δi が「出現しにくい乱数−出現しにくい乱数」の値を取る頻度は減っていくと思われるので，Δi は何となく集まるところに集まってくるのではないかと思われます．

結果は図 3-5 のようになります．図 3-5 のヒストグラムをみると，なんとなく一峰性だけどちょっと左に歪んでいるので正規分布みたいにみえて正規分布ではない，ベータ分布の合成？（といってよいのかどうかわかりませんが）みたいな，名前のついてない分布になっているようです．でも図から最頻値は目視でわかりますし，中央値も計算後の乱数列を大小並べ替えて数えたら得られそうですし，ヒストグラムの各柱の高さを合計して累積和が全体面積の半分になる値を調べれば $Px-Py$ の平均も得られるみたいです．ひょっとしてもうこの計算方法でよくないでしょうか？　しかし，これはベイズ推測の計算といえるのかというと，そうとも言い切れなかったりします．どうしてかというと，事前確率を計算に考慮しておらず，事後確率の式をもとに値のみを単に計算しているに過ぎないからです．さらに，この本でもあとから出てくる多変量で複雑なベイズ推測のモデルにはこの方法は対応しきれません．ではどうすればよいのでしょうか？

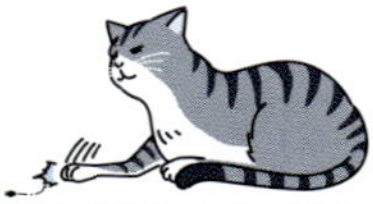

まとめ

- ランダムサンプリングによる単純なモンテカルロ計算では，複雑なベイズ推測のモデルに対応しきれません．

文　献

1）伊庭幸人：統計物理アナロジー．ベイズ統計と統計物理．岩波書店，2003：18-36.
2）神山新一，他：モンテカルロ法の概要．モンテカルロ・シミュレーション．朝倉書店，1997：1-3.
3）津田孝夫：はじめに．モンテカルロ法とシミュレーション三訂版：電子計算機の確率論的応用．培風館，1995：1-5.
4）三根　久，他：モンテカルロ法とは．三根久（編）：モンテカルロ法・シミュレーション．コロナ社，1994：25-29.
5）舟尾暢男：モンテカルロ・シミュレーション．The R Tips データ解析環境 R の基本技・グラフィックス活用集．九天社，2005：80-88.
6）姜　興起：ベイズ統計解析のためのモンテカルロ法．R で学ぶデータサイエンス 3 ベイズ統計データ解析．共立出版，2010：46-61.
7）伏見正則：乱数．東京大学出版会，1989：1-106.
8）宮武　修，他：乱数の検定．乱数とモンテカルロ法．森北出版，1978：36-50.

2 サンプリングの原理

POINT

- マルコフ過程とモンテカルロ計算を組み合わせたものがマルコフ連鎖モンテカルロ法です.
- ベイズ推測とマルコフ連鎖モンテカルロ法は親和性が高いです.
- マルコフ連鎖モンテカルロ法では, 定常状態（収束状態）で乱数をもとに連鎖して発生した乱数をサンプルとして採取（サンプリング）します.

1. マルコフ連鎖モンテカルロ法―それはサンプル（乱数）からサンプル（乱数）を生み出す

本章 1-2-C や E の単純なモンテカルロ法（ランダムサンプリング）は, じゅうたん爆撃的に発生させた乱数を用いて計算した結果を単に集計するだけで, 計算結果の乱数が他の乱数に影響を及ぼさないものでした. これらの方法は静的モンテカルロ法とよばれます. 1-2-E の単純なモンテカルロ法では, ベイズ推測の手順を完全に取り込めませんでした. そこで用いられている方法が, 動的モンテカルロ法すなわちマルコフ連鎖モンテカルロ法（Markov chain Monte Carlo methods：MCMC法）です. マルコフ連鎖モンテカルロ法は, 計算して得られた乱数（サンプル）をもとに, 新たな乱数（サンプル）を生み出しその乱数をもとに計算して新たな乱数（サンプル）を生み出し・・・という連鎖的な計算を行います.

※本項以降で表示・記載されているシミュレーション結果（グラフ・数値）はR＋Stanを用いています. かつ, 計算に用いられているデータはすべて架空のものです.

A. マルコフ連鎖

1) 1つ前の段階によってのみ現状が決まる確率過程

まず名前の一部にあるマルコフ連鎖について述べないといけません. 現状が1つ前の段階のみによって決まること, 言い換えれば, 現在の状態のみによって次の状態が決まること（確率過程）をマルコフ過程とよびます. マルコフ過程では1つ前の状態→現在の状態（または, 現在の状態→次の状態）に至るのにどのよ

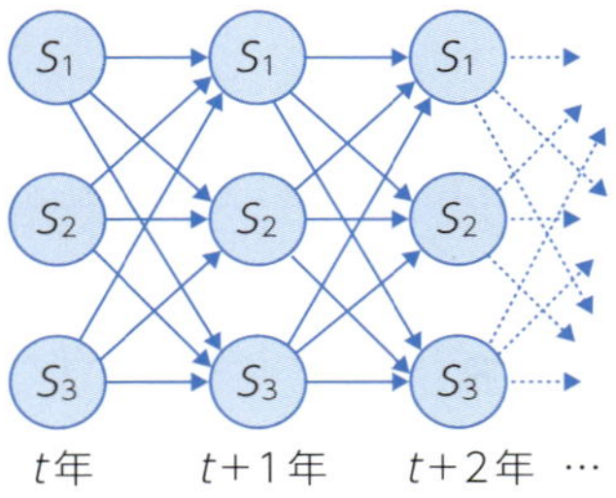

図 3-6　マルコフ連鎖の状態遷移図の例

うな経過であっても構いません．状態の遷移は離散的です．

時間を $t=0, 1, 2, \cdot\cdot\cdot$ とし，時間 t のときの確率変数を X_t としたとき，確率変数は $X_0, \cdot\cdot\cdot, X_t, \cdot\cdot\cdot$ と表すことができます．

確率変数が取りうる状態を i とし，時間 t のときの X_{t+1} の状態が i である確率 $P(X_{t+1}=i)$ が，

$$P(X_{t+1}=i \mid X_t=i_t, \cdot\cdot\cdot, X_1=i_1, X_0=i_0)$$

という条件付き確率で表せられるとき，すべての t について

$$P(X_{t+1}=i \mid X_t=i_t, \cdot\cdot\cdot, X_1=i_1, X_0=i_0)=P(X_{t+1}=i \mid X_t=i_t)$$

となる場合，この確率過程をマルコフ連鎖（Markov chain）とよびます．

2）マルコフ連鎖の簡単な例

医学分野では意思決定やシミュレーションのモデルとして使われます．状態 i にはいくつかの状態がありえます．仮に i は S_1（健康），S_2（未病），S_3（疾病）の3通りある（状態数=3）と考えましょう．このとき，t 年から1年後の $t+1$ 年さらに1年後の $t+2$ 年の状態遷移は図 3-6 のようになります．図 3-6 では $S_1 \rightarrow S_1$ のままになる確率 p_{11}，$S_1 \rightarrow S_2$ になる確率 p_{12}，$S_1 \rightarrow S_3$ になる確率 p_{13}，$S_2 \rightarrow S_1$ になる確率 p_{21}，$S_2 \rightarrow S_2$ のままになる確率 p_{22}，$S_2 \rightarrow S_3$ になる確率 p_{23}，$S_3 \rightarrow S_1$ になる確率 p_{31}，$S_3 \rightarrow S_2$ になる確率 p_{32}，$S_3 \rightarrow S_3$ になる確率 p_{33}，の9通りの確率が考えられます（$p_{11}+p_{12}+p_{13}=1$，$p_{21}+p_{22}+p_{23}=1$，$p_{31}+p_{32}+p_{33}=1$）．

これらを状態遷移確率（$\mathbb{P}$ とします）とよび，行列にまとめると，

$$\mathbb{P}=\begin{bmatrix} p_{11} & p_{12} & p_{13} \\ p_{21} & p_{22} & p_{23} \\ p_{31} & p_{32} & p_{33} \end{bmatrix}$$

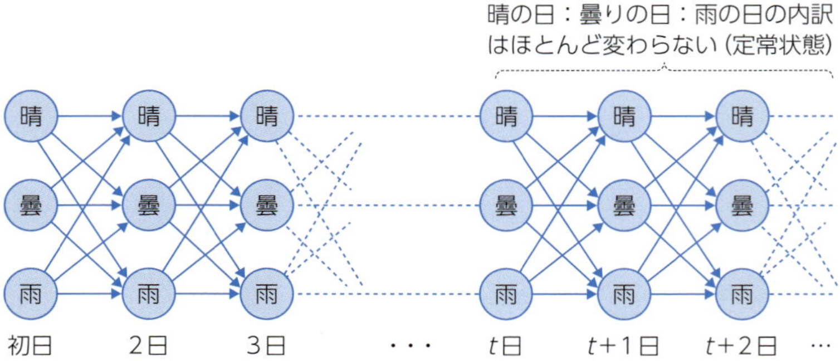

図 3-7　マルコフ連鎖が定常状態に移行する例
定常状態に達すると，時間が経過するごとの状態の変化はほとんど生じません

となります．このとき時間 t のときの状態を $[S_1, S_2, S_3]$，それらの確率分布を $[p_t(1), p_t(2), p_t(3)] = \Phi_t$ とすると，マルコフ連鎖では以下が成り立ちます．

$$\begin{bmatrix} p_{t+1}(1) & p_{t+1}(2) & p_{t+1}(3) \end{bmatrix} = \begin{bmatrix} p_t(1) & p_t(2) & p_t(3) \end{bmatrix} \begin{bmatrix} p_{11} & p_{12} & p_{13} \\ p_{21} & p_{22} & p_{23} \\ p_{31} & p_{32} & p_{33} \end{bmatrix}$$

上式を記号で表記すると

$\Phi_{t+1} = \Phi_t \mathbb{P}$……**式 3-2**

となります．

式 3-2 の通り，時間 $t+1$ の時点の状態はその 1 段階前の時間 t の状態のみによって決まり，時間 t になるまでにどのような経路をたどってきたのかは問いません．

要するにマルコフ連鎖とは，「ある時点 $t+1$ にいるときどのような状態にあるのかは，その前の時点 t にいるときにどのような状態にあったのかのみに依存する確率過程」であるということを覚えておきましょう[1)]．

● 3) ある程度時間が経過した時点の定常状態を利用する

ここで，なぜマルコフ連鎖がモンテカルロ計算に必要となるのでしょうか（なぜマルコフ連鎖とモンテカルロを合体させる必要があるのでしょうか）？という理由についてごく簡単に述べたいと思います．たとえば**図 3-7** の天気の例において，初日からずーっと時間が経過したとき，晴れの日，曇りの日，雨の日の 3 つの状態の発生内訳がほとんど変わらない，安定した状態に落ち着くことがあります．これを定常状態といい，（ミクロ的には個々に細かく動いていると思われ

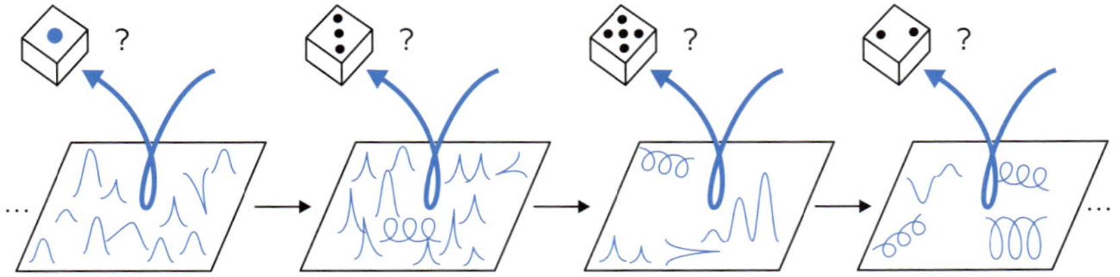

図 3-8 非定常状態におけるモンテカルロ計算のイメージ
環境（ここでは四角い地面）が定常状態にないと，各段階（時間に相当）でモンテカルロ計算（図中でサイコロを振って出目を記録する行為にたとえられる）をしても段階ごとの環境が異なるので，サイコロの出目のデータを集計・計算しても評価することがむずかしくなります

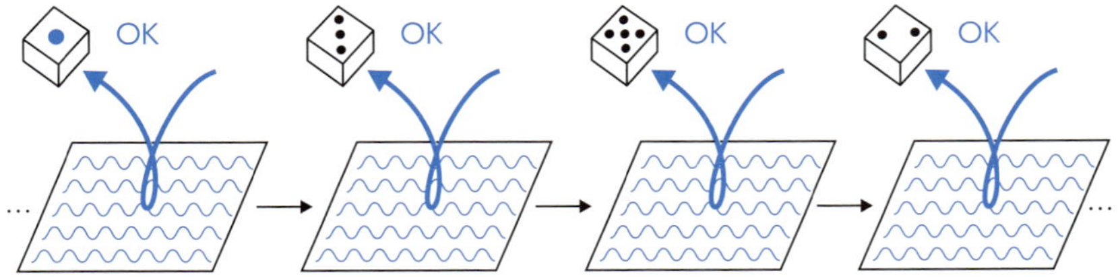

図 3-9 定常状態におけるモンテカルロ計算のイメージ
環境が定常状態（図では釣り合いの保たれた地面にたとえられる）だと，各段階でモンテカルロ計算（図中でサイコロを振って出目を記録する行為）をしていっても段階ごとの（サイコロを振る行為を除いた）環境条件はほとんど変わりません．そのため多数回測定したサイコロの出目のデータを集計・計算することができるようになります

ますけど）総体的に平衡の取れた環境とみなすことができます．この定常状態に移行すると，その系でモンテカルロ計算を行いたいときに「時間の経過」という条件を気にせずに疑似的に環境を固定して計算を行うことができるようになります．これから述べるマルコフ連鎖モンテカルロ法の仕組みは，一度サンプルとなる乱数を選んだあとに段階が進み，次の段階でその段階でのサンプルとなる乱数を選ぶのを繰り返すものです．前述の「時間の経過」を「ある段階から次の段階に進む（仮想的に時間が経過する）」に置き換えて考えると，定常状態が得られているならば，1 段階進むごとに計算してサンプルを取得する際，各段階によってその系の環境条件がころころ変わるのを（つまり環境条件が段階の変化によって受ける影響を），なるべく避けることができるようになります．（図 3-8，3-9）．

4) 定常状態では分布はどうなっているのでしょうか

式 3-2 を書き換えると，$\Phi_{t+1}=\Phi_t\mathbb{P}=\Phi_{t-1}\mathbb{P}^2=\cdot\cdot\cdot=\Phi_1\mathbb{P}^t$ となります．

t が十分に大きい場合，もし Φ_{t+1} が定常状態になっていると，$\Phi_{t+1}=\Phi=\Phi\mathbb{P}^t$

となる Φ が出現します．このとき（たとえると図 3-9 の地面のような状態になっているとき）の Φ を定常分布（不変分布）とよびます．もし，S_1（健康），S_2（未病），S_3（疾病）のうち S_3 が「死亡」だとしたらどうなるでしょう？　その場合は S_3（死亡）→S_1（健康）と S_3（死亡）→S_2（疾病）は起こらないので，$\mathbb{P}$ の一部の要素である $p_{31}=0$，$p_{32}=0$ となります．$S_1 \to S_3$ と $S_2 \to S_3$ が片道通行になっているので，時が経つうちに S_1 と S_2 はやがて S_3 に吸収されてなくなってしまい，定常状態が崩れることが考えられます．どうやら $\mathbb{P}$ の要素に 0 が含まれていないとき（これを「既約的かつ非周期的」な行列とよびます）に定常状態に至ることができるようです．また S_3 が「死亡」でなくて S_1，S_2，S_3 の遷移が互いに $S_1 \rightleftarrows S_2$，$S_1 \rightleftarrows S_3$，$S_2 \rightleftarrows S_3$ の双方向への移動（進むのと後戻りの両方）ができていれば（これを「可逆性」または「詳細釣り合い」とよびます），釣り合いが取れて定常状態に移行すると考えられます．マルコフ過程における定常状態は，モンテカルロ計算をする際の重要な前提となる性質で，後でまた登場するので押さえておきましょう[1, 2]．

B. 最も簡単なマルコフ連鎖モンテカルロ法の例

では計算して得られた乱数（サンプル）をもとに，新たな乱数（サンプル）を生み出しその乱数（サンプル）をもとに計算して新たな乱数（サンプル）を生み出し・・・という連鎖的な計算はどのように行われているのでしょうか？　文章だけでは今ひとつよくわからないこともあるかもしれないので，いよいよ具体例を示そうと思います．以後は式がズラズラ出てきますが，文章による解説もいたしますのでどうかご心配のないように願います．

1）2 つの変数を推測する

ここで，平均 μ，分散 σ^2 の正規分布 $\mathrm{N}(\mu, \sigma^2)$ に従う観測値から，母集団の μ と σ^2 を推測するマルコフ連鎖モンテカルロシミュレーションの例を述べることによって，マルコフ連鎖モンテカルロ法の原理をお示ししましょう[3]．

ベイズの定理（式 2-1）から，

$$P(\mu, \sigma^2 \mid x) = \frac{P(x \mid \mu, \sigma^2)}{P(x)} P(\mu, \sigma^2)$$

で，このうち

$$P(\mu \mid \sigma^2, x) = \frac{P(\sigma^2, x \mid \mu)}{P(\sigma^2, x)} P(\mu)$$

$$P(\sigma^2 \mid \mu, x) = \frac{P(\mu, x \mid \sigma^2)}{P(\mu, x)} P(\sigma^2)$$

となります．

第2章 2-4 では，正規分布母集団の平均 μ と分散 σ^2 を同時にベイズ推測していませんでした．たしか観測値 x が得られていて，σ^2 が与えられたときの μ は事後確率を推測でき，μ が与えられたときの σ^2 は事後確率が推測できたのでしたね．

μ の事前確率 $P(\mu)$ が $\mathrm{N}(\mu_0, {\sigma_0}^2)$，$\sigma^2$ の事前確率 $P(\sigma^2)$ が $\mathrm{IG}\left(\frac{\alpha}{2}, \frac{\beta}{2}\right)$ のとき，

μ の事後確率 $P\left(\mu \mid \sigma^2, x\right)$ は，$\mathrm{N}\left(\frac{n{\sigma_0}^2\bar{x}+\sigma^2\mu_0}{n{\sigma_0}^2+\sigma^2}, \frac{{\sigma_0}^2\sigma^2}{n{\sigma_0}^2+\sigma^2}\right)$ に従い，σ^2 と x を含みます（$\bar{x}$ は x の平均），……式 3-3

σ^2 の事後確率 $P\left(\sigma^2 \mid \mu, x\right)$ は，$\mathrm{IG}\left(\frac{n+\alpha}{2}, \frac{\beta+ns^2}{2}\right)$ に従い μ と x を含んでいます．

ただし，$s^2=\frac{1}{n}\sum_{i=1}^{n}(x_i-\mu)^2$ ……式 3-4

式 3-3 は σ^2 の値が得られたらという条件で成り立ち，式 3-4 は μ の値が得られたらという条件で成り立ちますので，この 2 つの式を条件付き事後確率分布（conditional posterior distribution）の式とよびます．

事前確率（初回は初期値が必要ですが）からその事前確率分布に従う乱数で 1 個サンプルを作り出し，そのサンプルを使って（条件付き事後確率分布の母数のところにサンプルを埋め込んで）できた事後確率分布を新たな事前確率に設定し直して，その事前確率からその条件付き事前確率分布に従う乱数で 1 個サンプルを作り出し，そのサンプルを使って（条件付き事後確率分布の母数のところにサンプルを埋め込んで）できた事後確率分布を新たな事前確率に設定し直して，・・・を十分な回数繰り返せば，先述のランダムサンプリングのように乱数サンプルの集合が得られます（ただしこの場合は乱数から乱数を作り出すので動的なサンプリングです）．こうすることで，推測の対象となる母数（この事例だと μ と σ^2）の事後確率分布の平均や標準偏差，信用区間などの近似値が得られるのではないでしょうか？[脚注 3-4)]

2) 具体的な手順

下準備

観測値 x は得られています．事前確率分布の母数 μ_0，${\sigma_0}^2$，α，β など初期値は

脚注 3-4)　本来，事前分布と事前確率分布，事後分布と事後確率分布は同じものですが，本書では事前確率または事後確率からの視点を強調する場合に事前確率分布，事後確率分布の語をそれぞれの文脈で用いるものとします．

分析者が与えるものとします.

事前分布の設定

第2章 2 2-C-3) で述べたように，事前情報の設定では a 主観的に手持ちの情報を使う場合と，b 無情報または無情報に近いばく然とした事前情報を用いる場合に大きく分けられます．それぞれ μ_0 と $\sigma_0{}^2$ の正規分布，形状母数 α，尺度母数 β の尺度付き逆ガンマ分布について述べると次のようになります.

a）手持ちの情報を事前情報に用いた場合の例

ア．正規分布

たとえば分析者が「平均 μ_0 は 10 で分散 $\sigma_0{}^2$ は 100 である！」と主観的に与えた場合，事前情報は図 3-10 のようになります．どうしてその事前情報にしたのかは，その分析者に聞いてもらうしかないと思います.

イ．尺度付き逆ガンマ分布

たとえば分析者が「形状母数 $\alpha=1$，尺度母数 $\beta=2$ である！」と主観的に与えた場合，事前情報は図 3-11 のようになります．どうしてその事前情報にしたのかは，その分析者に聞いてもらうしかないと思います.

b）無情報または無情報に近いばく然とした情報を事前情報に用いた場合

ア．正規分布

無情報事前分布には，第2章 2 2-C-4) のように一様分布を用います．無情報に近いばく然とした事前分布を用いる場合は図 3-12 のように分散 $\sigma_0{}^2$ をとにかく大きくして「なだらかで裾の広い山」状態にすることにより，事前情報をなるべく漠然としたものにします.

イ．尺度付き逆ガンマ分布

事前無情報の場合は，無情報事前分布として $\mathrm{IG}(0,0)\propto\dfrac{1}{\sigma^2}$ を用います．無情報に近いばく然とした事前情報を用いる場合は図 3-13 のように形状母数と尺度母数を小さくして，0 と 0 付近以外はなるべく平らでなだらかな曲線になるようにしています.

サンプリング

・サンプリング1巡め：

μ の事前確率 $\mathrm{N}(\mu_0, \sigma_0{}^2)$（初期値）に従う乱数で μ のサンプルを1個取り出して，それを使って

→式 3-4 である σ^2 の条件付き事後確率分布 $\mathrm{IG}\left(\dfrac{n+\alpha}{2}, \dfrac{\beta+ns^2}{2}\right)$

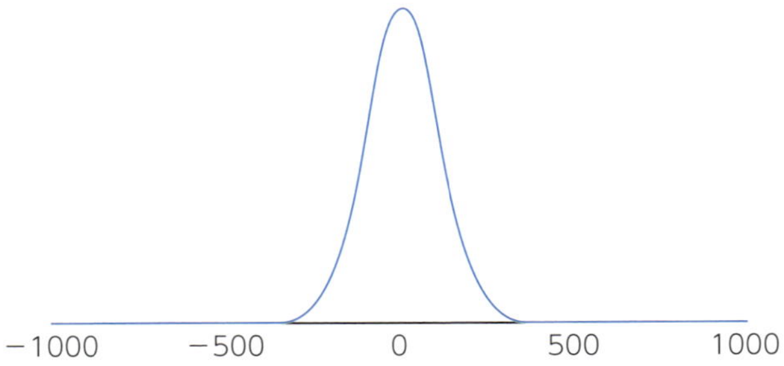

図 3-10　平均μ_0は 10 で分散$\sigma_0{}^2$は 100 の正規分布とした場合

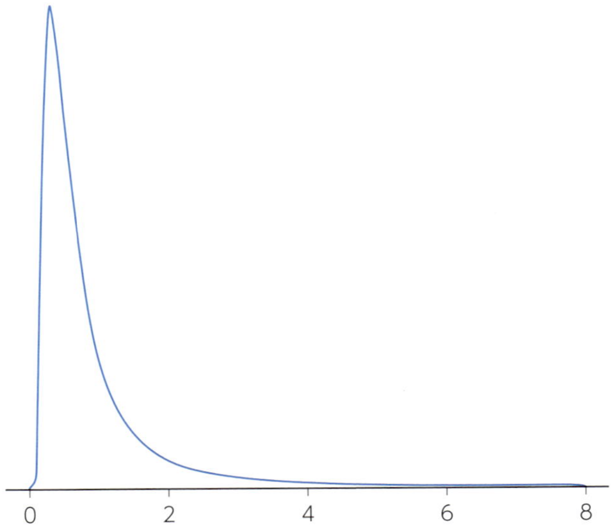

図 3-11　形状母数$\alpha = 1$，尺度母数$\beta = 2$ の尺度付き逆ガンマ分布とした場合

ちなみに分散≧0 ですので 0 未満はありません

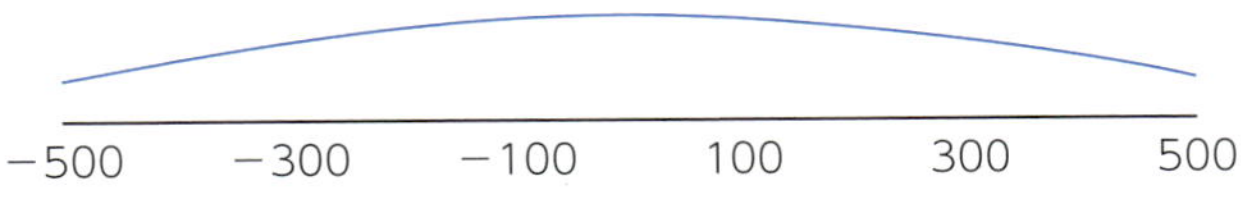

図 3-12　分散を大きくとった正規分布

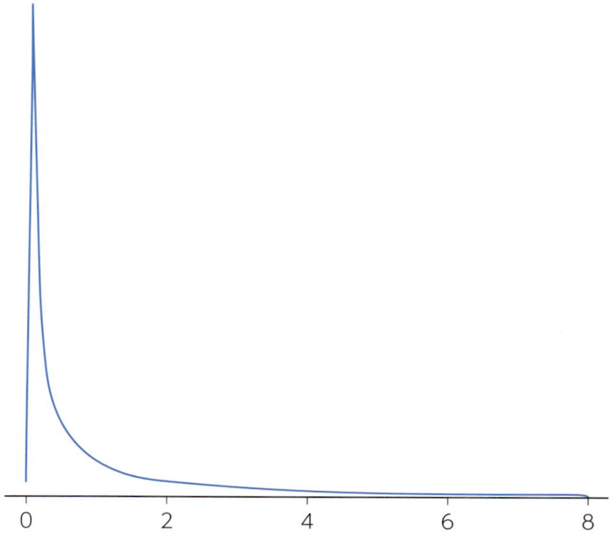

図 3-13　形状母数と尺度母数をなるべく小さくした尺度付き逆ガンマ分布
これ以外の形状母数と尺度母数の値にすると，どうしても 0 以外（0 以上）のある値のところに「山」ができてしまい，無情報～漠然とした事前情報とはいいがたくなってしまうので，0 付近のみ極端に確率密度（縦軸の値）が大きくなるものの，このような形の分布とします

$\left(\text{ただし，} s^2=\frac{1}{n}\sum_{i=1}^{n}(x_i-\mu)^2\right)$ の μ に代入（値を置き換えます）……❶へ

σ^2 の事前確率 $\mathrm{IG}\left(\frac{\alpha}{2}, \frac{\beta}{2}\right)$（初期値）に従う乱数で σ^2 のサンプルを 1 個取り出して，それを使って

→**式 3-3** である μ の条件付き事後確率分布 $\mathrm{N}\left(\frac{n{\sigma_0}^2\bar{x}+\sigma^2\mu_0}{n{\sigma_0}^2+\sigma^2}, \frac{{\sigma_0}^2\sigma^2}{n{\sigma_0}^2+\sigma^2}\right)$ の σ^2 に代入（値を置き換えます）……❷へ

・サンプリング 2 巡め：

❶ σ^2 の新たな事前確率 $\mathrm{IG}\left(\frac{n+\alpha}{2}, \frac{\beta+ns^2}{2}\right)$ に従う乱数で σ^2 のサンプルを 1 個取り出して，それを使って

→式 3-3 である μ の条件付き事後確率分布 $N\left(\frac{n{\sigma_0}^2\bar{x}+\sigma^2\mu_0}{n{\sigma_0}^2+\sigma^2}, \frac{{\sigma_0}^2\sigma^2}{n{\sigma_0}^2+\sigma^2}\right)$ の σ^2 に

代入（値を置き換えます）……❸へ

❷ μ の新たな事前確率 $N\left(\frac{n{\sigma_0}^2\bar{x}+\sigma^2\mu_0}{n{\sigma_0}^2+\sigma^2}, \frac{{\sigma_0}^2\sigma^2}{n{\sigma_0}^2+\sigma^2}\right)$ に従う乱数で μ のサンプルを 1 個取り出して，それを使って

→式 3-4 である σ^2 の条件付き事後確率分布 $IG\left(\frac{n+\alpha}{2}, \frac{\beta+ns^2}{2}\right)$

$\left(\text{ここで，} s^2=\frac{1}{n}\sum_{i=1}^{n}(x_i-\mu)^2\right)$ の μ に代入（値を置き換えます）……❹へ

・サンプリング 3 巡め以降：

❸ μ の新たな事前確率 $N\left(\frac{n{\sigma_0}^2\bar{x}+\sigma^2\mu_0}{n{\sigma_0}^2+\sigma^2}, \frac{{\sigma_0}^2\sigma^2}{n{\sigma_0}^2+\sigma^2}\right)$ に従う乱数で μ のサンプルを 1 個取り出して，それを使って

→式 3-4 である σ^2 の条件付き事後確率分布 $IG\left(\frac{n+\alpha}{2}, \frac{\beta+ns^2}{2}\right)$

$\left(\text{ここで，} s^2=\frac{1}{n}\sum_{i=1}^{n}(x_i-\mu)^2\right)$ の μ に代入（値を置き換えます）……❹へ

❹ σ^2 の新たな事前確率 $IG\left(\frac{n+\alpha}{2}, \frac{\beta+ns^2}{2}\right)$ に従う乱数で σ^2 のサンプルを 1 個取り出して，それを使って

→式 3-3 である μ の条件付き事後確率分布 $N\left(\frac{n{\sigma_0}^2\bar{x}+\sigma^2\mu_0}{n{\sigma_0}^2+\sigma^2}, \frac{{\sigma_0}^2\sigma^2}{n{\sigma_0}^2+\sigma^2}\right)$ の σ^2 に

代入（値を置き換えます）……❸へ

以上の交互に反復した計算を，以降❸→❹→❸→❹・・・と繰り返して多数回行い（現実ではコンピューターに計算をしてもらいます），μ と σ^2 の（計算後の）多数のサンプル（乱数列）を得ます．1 巡め，2 巡め，・・・の「〜巡め」をマルコフ連鎖モンテカルロ法ではステップとよびます[4)]．

3）実演例—実際にやってみるとこうなります

a）観測値を $x = 3.3, 5.5, 6.7, 1.4, 8.6$

事前分布の初期値を N(0, 100)，IG(0.01, 0.01) としました．

繰り返し数を助走 1,000 回，続いて本計算（サンプリング）1000 回とし，1000 回分のサンプルを取得しました．ここでいう「助走」はマルコフ連鎖が開始から定常状態に達するまでの初期段階・ならし運転段階とみなし，サンプルを採取し

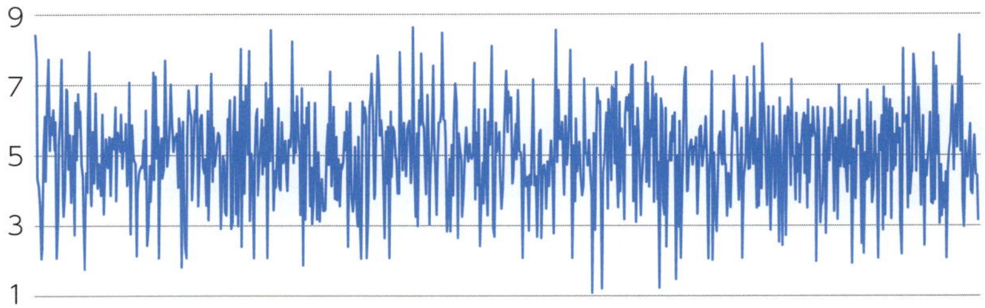

図 3-14　μのトレースプロットの例
※計算は R＋Stan で行いました

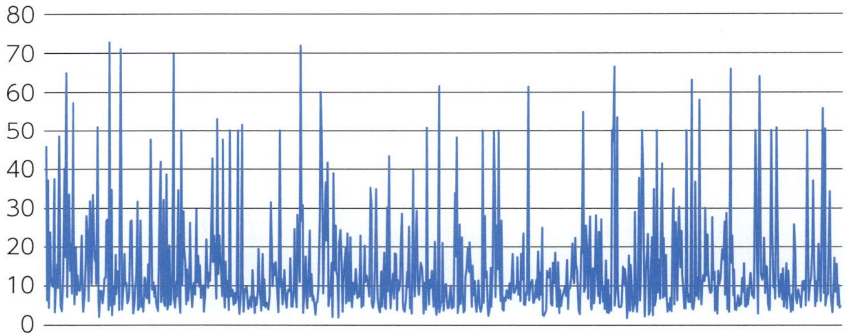

図 3-15　σ^2 のトレースプロットの例
※計算は R＋Stan で行いました

ない期間です．一般には，これをバーンイン（burn-in）とよび，以降はバーンインと記載します．

b）計算結果

マルコフ連鎖モンテカルロ法を記述・実行できるソフトウェアまたはプログラミング言語ですと，まず μ と σ^2 についてそれぞれ図 3-14 と図 3-15 のような図が出力されるのが常道です．この 2 つの図のように縦軸が推測対象になる母数の推測値，横軸がステップ数で表される折れ線グラフをトレースプロット（trace plot）とよびます[4)]．

全体的に上下にギザギザしていますが，図 3-14，図 3-15 を例に取ればそれぞれ μ の事後推定値は大体 1～9 くらい，σ^2 の事後推定値は大体 2 から 20～30 くらいである幅の値の間を行ったりきたりしていることが見て取れます．

続いて図 3-16 のような，得られたサンプル集団（サンプル数列）を大きさで並べ替えて横軸を大きさ，縦軸をそのサンプル個数のヒストグラムで表した図が

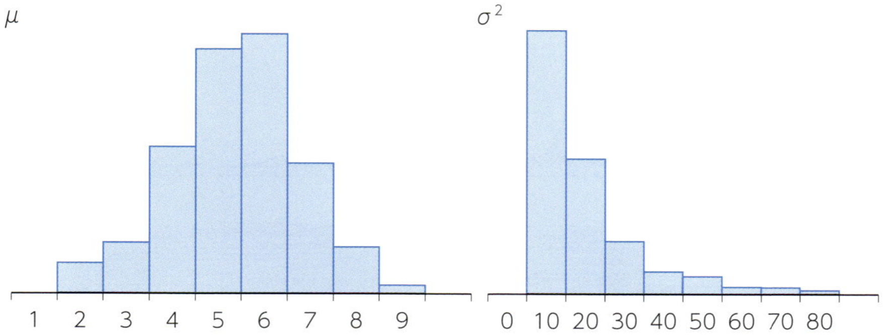

図 3-16 得られたサンプルの集合（乱数列によってつくられた乱数列）を値によって並べてヒストグラムにしたものの例

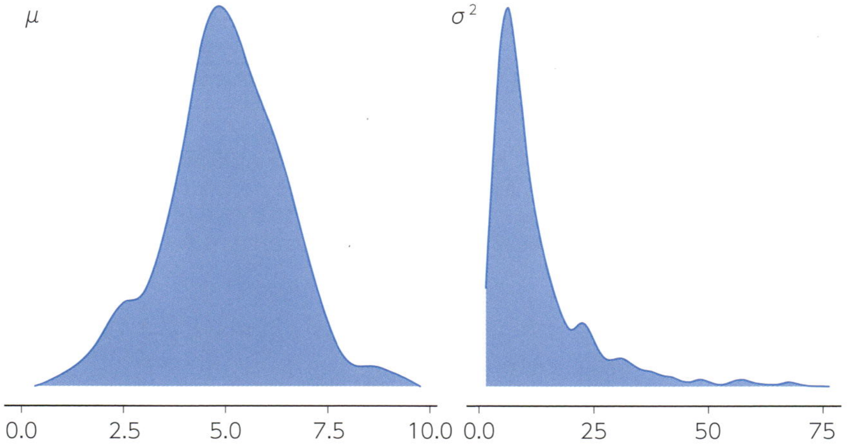

図 3-17 得られたサンプルから得た事後確率密度のグラフの例
R + Stan の計算例では μ の推測値は平均 4.91，95％信用区間 [1.85, 7.89]，σ^2 の推測値は平均 16.68，95％信用区間 [2.78, 64.03] となりました

出力されるはずです．図 3-1 から 3-3 で行ったプロットを思い起こしてもらえるとよいと思います．これだと粗いので，得られたサンプルを密度（事後確率密度）のグラフにすると図 3-17 のようになります．トレースプロットと事後確率密度グラフの関係は図 3-18 のようになります．図 3-17 に戻って推測値が集まっているところ，すなわち山になっているところは，その推測値の確率密度が高いことが見て取れます．図 3-17 により推測値の平均（サンプルの集合の重心）

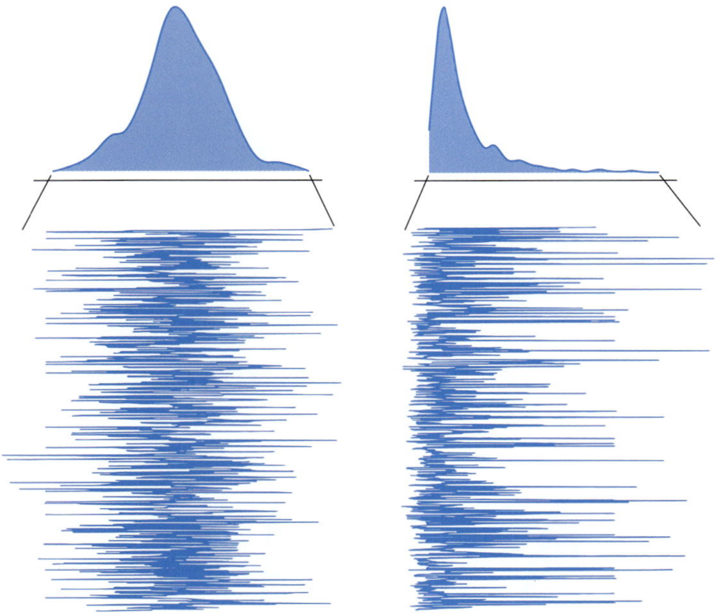

図 3-18　トレースプロットと事後確率密度のグラフの関係のイメージ
図の上部は図 3-17 と同じ，図の下部は図 3-14 と図 3-15 のトレースプロットをそれぞれ時計方向に回転させたもの．トレースプロットの密になっているところの数値は事後確率密度も高くなっていることがわかります

がどの辺で，サンプルの集合のうち 95%[脚注 3-5)] がどこからどこまでの範囲を取るか（事後確率の 95%信用区間に相当）がわかります．このようにマルコフ連鎖モンテカルロ法は，自然共役事前分布が得られない場合でも推測したい変数（確率分布の母数．この場合は平均 μ と分散 σ^2）の事後確率がどのような姿になるのか，どこからどこまでの値をどれくらいの確信度（信用区間）で取るのかを示してくれます．

4) どこがマルコフなのかについての重要な説明

本項 1-A で述べたように，マルコフ連鎖は「ある時点 $t+1$ にいるときにどのような状態にあるのかは，その前の時点 t にいるときにどのような状態にあったのかのみに依存する確率過程」を指します．マルコフ連鎖では，1 つ前の状態が確率的に今の状態に遷移し，その遷移する確率を状態遷移確率とよんでおりま

脚注 3-5)　マルコフ連鎖モンテカルロ法を使用できる既存のソフトウェアやプログラミング言語では信用区間を 95%または 99%としていることが多いようです．

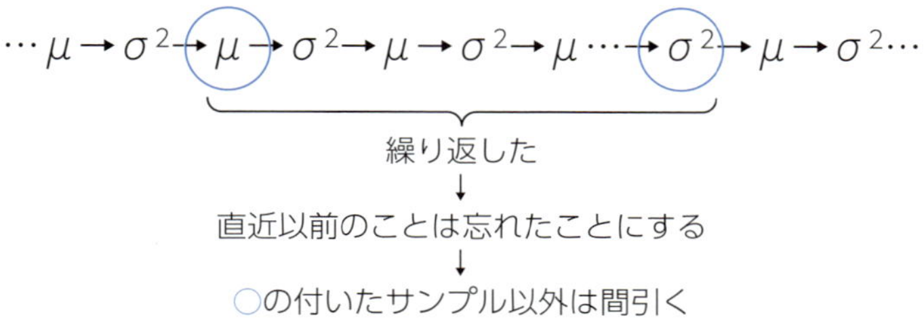

図 3-19　サンプリングにおける記憶の喪失
何回かの繰り返しで，それまでの（直近以前の）記憶がなくなると考えることにより，マルコフ性があると定義（仮定）しています

したが，本項 1-B で例示した μ と σ^2 を推測するマルコフ連鎖モンテカルロ法だと，母数の値を代入されることによって更新された条件付き事後確率分布からその分布に従う乱数でサンプルを生み出すというくだりが，マルコフ連鎖の「1 つ前の状態が確率的に今の状態に遷移する」という部分に相当します．こうして，モンテカルロ法なのだけどマルコフ連鎖→マルコフ連鎖＋モンテカルロ法→マルコフ連鎖モンテカルロ法という名前がついたと理解してもらえればと思います．しかし！　このマルコフ連鎖モンテカルロ法の例だと，あるサンプリングで得たサンプルは，その 1 つ前のサンプリングで得られたサンプルがもとになって得られたものですが，もちろん確率分布（条件付き事後確率分布）はこの例だと，・・・→正規分布→尺度付き逆ガンマ分布→正規分布→尺度付き逆ガンマ分布→・・・と同じ種類の分布をしているものの，各段階でサンプルによる値の置き換えにより条件付き事後確率分布の母数の値が毎回毎回変わっているので，毎回違う確率分布（正規分布とか尺度付き逆ガンマ分布とかの種類は同じ）でサンプルが採られています．ということはつまり 1 段階（1 ステップ）前だけでなく，その前，またその前・・・のサンプルの挙動に影響を受けるのではないでしょうか？　これ本当にマルコフ過程・マルコフ連鎖なのですか？　という疑問が湧くと思います．このごもっともな疑問については次のようにお答えします．

「何回か繰り返してサンプリングをしているうちに過去のこと（過去の影響）は忘れる（なかったものとする）」です（エッ！？）．図示すると図 3-19 の通りになります．

マルコフ連鎖モンテカルロ法は図 3-19 を仮定しているというか，約束事として使用されます．過去のことが（どの程度かははっきりしないにせよ）影響して現在があるものの，ある程度以上経った過去は現在と関係ない（確率論的に独立である），とみなすことは現実世界でもありそうです（ヒドいかもしれませんけ

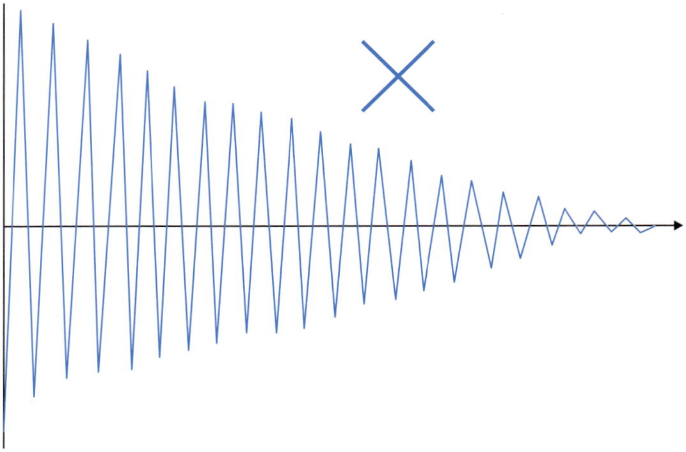

図 3-20　マルコフ連鎖モンテカルロ計算の「収束」についての誤解の例
「収束する」とはトレースプロットが先細りしていくことではありません

どキリがないですからね）．実際の計算では間引き数（たとえば 4 個とか 5 個とか 6 個とか・・・）というものを設定してサンプリングを行います．今さらあたりまえのことを書いておきますが，間引かれなかった各数値を有した多数の乱数サンプルは記録され，シミュレーションの計算終了後に集計されます（そして図 3-14～17 のように図示されます）．間引き数 1（間引きをしない）とか，間引き数 2（2 個のサンプルのうち 1 個しか間引かない）などは通常行われないです．

5）マルコフ連鎖モンテカルロ計算の「収束」についての注意

マルコフ連鎖モンテカルロ法の実施結果において，よく「収束する」「収束しない」という用語が用いられています．これは得られたサンプル集合（サンプル列）が図 3-20 のような特定の値に点収束していく現象のことではありません．

今，分析しているマルコフ連鎖が定常状態に到達しているとすると 1-A-4) で述べた通り，推測の対象となる変数の取る分布（事後確率分布）も定常分布になっているはずです．解析的に求められないがゆえに，モンテカルロ計算で計算，採集したサンプル（図 3-21）をヒストグラムや事後確率密度のグラフにして事後確率分布（その変数の定常分布）を推測するのですが，その事後確率分布が定常分布として形をなしている（通常は，ある数値からある数値までの幅をもった「ひとかたまり」にはなっているでしょう）ときに，「収束する」と表現することをぜひご確認ください．

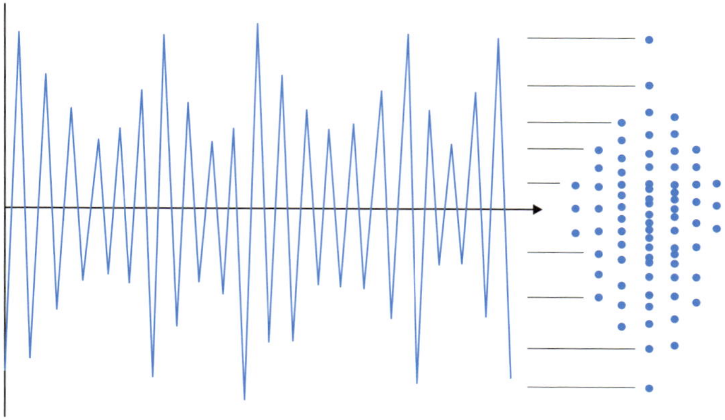

図 3-21　収束状態になっているマルコフ連鎖モンテカルロ計算のトレースプロットとサンプル集合

推測したい変数の定常分布（事後確率分布）が解析的に求められないので，サンプルを集めて定常状態になっている事後確率分布を推測します

C. マルコフ連鎖モンテカルロ法とは

　このように，$a, b, c,$・・・について，

$p(a \mid b, c,$・・・$)$ から乱数によって a のサンプルを 1 個取り出し，

$p(b \mid a, c,$・・・$)$ から乱数によって b のサンプルを 1 個取り出し，

$p(c \mid a, b,$・・・$)$ から乱数によって c のサンプルを 1 個取り出し，

・
・
・

これを繰り返して，$a, b, c,$・・・についての乱数列（サンプルの集合）をそれぞれ得る，といったシミュレーション法を総称してマルコフ連鎖モンテカルロ法とよびます．段階を進ませそれに応じて変化した状況をもとに計算して次の段階に進む（以降繰り返し）ことにより計算をしていくマルコフ連鎖モンテカルロ法と，事前情報→事後情報（＝次の事前情報）→事後情報（＝次の次の事前情報）（以降繰り返し）と進んでいくベイズ推測は親和性が高いです．

　本項 1-B ではサンプリングしている変数が μ と σ^2 の 2 個しかなかったことから，次項では 3 種類の変数をサンプリングするケースについて説明しましょう．

D. サンプリングしている変数が 3 個の例

1)「ベイズの定理」の式の整理

a) 条件付き事後分布の導出の前に

観測された事象（$=x$ とします），推測の対象となる変数を a，b，c とします
ベイズの定理の式（式 2-2）から

$$P(a, b, c \mid x) = \frac{P(x \mid a, b, c)P(a, b, c)}{\iiint P(x \mid a, b, c)P(a, b, c)\,dadbdc} \quad \cdots\cdots \text{式 3-5}$$

で，それぞれの条件付き事後確率分布

$P(a \mid b, c, x)$

$P(b \mid a, c, x)$

$P(c \mid a, b, x)$

の式を導くことができれば，本項 1-C のように順々に繰り返してサンプリングができそうです．

では，それぞれの右辺に相当する式をどうやって作ればよいのでしょうか？
$P(a \mid b, c, x)$ を例にとると，式 3-5 の通り

$$P(a, b, c \mid x) = \frac{P(x \mid a, b, c)P(a, b, c)}{\iiint P(x \mid a, b, c)P(a, b, c)\,dadbdc}$$

で，b と c が与えられた場合ですので，このときの $P(a, b, c)$ はざっくりと考えると，$P(a \mid b, c)$ になります（厳密には $P(a, b, c) \propto P(a \mid b, c)$）．また b と c が与えられた状態ですので分母の b と c による積分はなくなって，

$$P(a \mid b, c, x) = \frac{P(x \mid a, b, c)P(a \mid b, c)}{\int P(x \mid a, b, c)P(a \mid b, c)\,da} \quad \cdots\cdots \text{式 3-6}$$

となります．同様に

$$P(b \mid a, c, x) = \frac{P(x \mid a, b, c)P(b \mid a, c)}{\int P(x \mid a, b, c)P(b \mid a, c)\,db} \quad \cdots\cdots \text{式 3-7}$$

$$P(c \mid a, b, x) = \frac{P(x \mid a, b, c)P(c \mid a, b)}{\int P(x \mid a, b, c)P(c \mid a, b)\,dc} \quad \cdots\cdots \text{式 3-8}$$

となります．

式 3-6，式 3-7，式 3-8 に相当する式を求めることができたら変数が 3 個で

もサンプリングができそうです．

※サンプリングする変数が4個以上でも式 3-5 から式 3-8 の式が拡張されて示されるだけですので本書では割愛します．

b）確率的依存性と関数的依存性

ここでややこしい？ことは x, a, b, c の間の関係性で，前記の式 3-6，式 3-7，式 3-8 は単に x が a, b, c という条件のもとで観測された！ということを示していて，a, b, c の間の関係性・方向性（これらは確率的依存性や関数的依存性などとよばれます）の有無を特に示していないことです．

たとえば，「まず c が発生したことにより b が発生し，b が発生したことによって a が発生した．a が発生した結果，観測値 x を得た！」ことがわかっていた（あるいはそのように設定した）場合，言い換えれば $c \to b \to a \to x$ のように決まった方向・順番で確率現象が起こる（とした）場合[脚注 3-6]は，

b, c の同時確率 $P(b, c) = P(b \mid c)P(c)$

になり，かつ，

a, b, c の同時確率 $P(a, b, c) = P(a \mid b)P(b \mid c)P(c)$

になるのが妥当です．同時に

x の条件付き確率も $P(x \mid a, b, c) = P(x \mid a)P(a \mid b)P(b \mid c)P(c)$

となるはずなので，式 3-5 は，

$$P(a, b, c \mid x) = \frac{P(x \mid a)P(a \mid b)P(b \mid c)P(c)}{\iiint P(x \mid a)P(a \mid b)P(b \mid c)P(c)\,dadbdc} \quad \cdots\cdots 式 3\text{-}9$$

となり，計算に関係ない部分を省略していくと，

式 3-6 は，

$$P(a \mid b, c, x) = \frac{P(x \mid a)P(a \mid b)}{\int P(x \mid a)P(a \mid b)\,da} \quad \cdots\cdots 式 3\text{-}10$$

となります．同様に式 3-7 は，

$$P(b \mid a, c, x) = \frac{P(a \mid b)P(b \mid c)}{\int P(a \mid b)P(b \mid c)\,db} \quad \cdots\cdots 式 3\text{-}11$$

式 3-8 は，

脚注 3-6）　このように a の事前分布がさらに b の確率分布に従い，b の事前分布が c の確率分布に従い・・・といった，事前分布に階層構造をもたせたモデルを階層ベイズモデルとよびます．

$$P(c \mid a, b, x)=\frac{P(b \mid c)P(c)}{\int P(b \mid c)P(c)dc} \cdots\cdots \text{式 3-12}$$

となります[5].

このように，多数種のパラメータをベイズ推測するときは，モデリングのやり方（変数同士の関係性の設定の仕方）・モデルの性質・種類によって前記の**式 3-5** における $P(a, b, c, \cdot\cdot\cdot)$ と $P(x \mid a, b, c, \cdot\cdot\cdot)$ の式が変わってくることに注意が必要です．

2）サンプリングで推測する変数（母数）が 3 個の実例

事例として以下の式で表される単純回帰モデルをやってみましょう[6].

$Y=\beta_0+\beta_1 x+\varepsilon$　Y：目的変数，x：説明変数，β_0：切片，β_1：回帰係数，
ε：誤差項

n 個の標本中 i 番め $(i=1, 2, \cdot\cdot\cdot, n)$，のデータ Y_i，x_i とし，そのときの誤差項を ε_i とします．

ε_i は i. i. d. で正規分布 $N(0, \sigma^2)$ に従うものとします．

ここで，$x_i(=x_1, \cdot\cdot\cdot, x_i, \cdot\cdot\cdot, x_n)$，$Y(=Y_1, \cdot\cdot\cdot, Y_i, \cdot\cdot\cdot, Y_n)$ は観測値，ベイズ推測の対象となるのは $\beta_0, \beta_1, \sigma^2$ の 3 つになります．

a）観測で得られたデータが従う確率分布を考える

観測値 Y_i，x_i と ε_i の関係は $\varepsilon_i=Y_i-\beta_0+\beta_1 x_i$

ですので，$Y_i-\beta_0+\beta_1 x_i$ は正規分布 $N(0, \sigma^2)$ に従うと考えられます．

b）推測の対象となる変数の関数（尤度・尤度関数）を導出する

n 個ある Y のデータ (Y_i) の同時確率分布 $P(Y \mid \beta_0, \beta_1, \sigma^2)$ は，

$$P\left(Y \mid \beta_0, \beta_1, \sigma^2\right)=\prod_{i=1}^{n} \frac{1}{\sqrt{2\pi\sigma^2}} \exp\left[-\frac{(Y_i-\beta_0-\beta_1 x_i)^2}{2\sigma^2}\right]$$

$$=\left(\frac{1}{\sqrt{2\pi\sigma^2}}\right)^n \exp\left[-\frac{(Y_1-\beta_0-\beta_1 x_1)^2}{2\sigma^2} \cdot\cdot\cdot -\frac{(Y_n-\beta_0-\beta_1 x_n)^2}{2\sigma^2}\right]$$

$$\propto \left(\sigma^2\right)^{-\frac{n}{2}} \exp\left[-\frac{\sum_{i=1}^{n}(Y_i-\beta_0-\beta_1 x_i)^2}{2\sigma^2}\right] \cdots\cdots \text{式 3-13}$$

となります．

c）事前分布を与える

ここで，$\beta_0, \beta_1, \sigma^2$ の 3 つに事前分布を与えます．σ^2 は $N(0, \sigma^2)$ の母数であることから σ^2 の事前分布は尺度付き逆ガンマ分布がよさそうです．

そこで σ^2 の事前分布を $\mathrm{IG}\left(\frac{n_0}{2}, \frac{S_0}{2}\right)$，$\beta_0$ の事前分布を $\mathrm{N}(\mathrm{b}_0, \mathrm{B}_0)$，$\beta_1$ の事前分布を $\mathrm{N}(\mathrm{c}_0, \mathrm{C}_0)$ と与えます．

事前分布 $P(\beta_0, \beta_1, \sigma^2) = P(\beta_0)P(\beta_1)P(\sigma^2)$

$$= \frac{1}{\sqrt{2\pi B_0}} \exp\left[-\frac{(\beta_0 - b_0)^2}{2B_0}\right] \frac{1}{\sqrt{2\pi C_0}} \exp\left[-\frac{(\beta_1 - c_0)^2}{2C_0}\right] \frac{\left(\frac{S_0}{2}\right)^{\frac{n_0}{2}}}{\Gamma\left(\frac{n_0}{2}\right)} (\sigma^2)^{-\left(\frac{n_0}{2}+1\right)} \exp\left(-\frac{S_0}{2\sigma^2}\right)$$

$\beta_0, \beta_1, \sigma^2$ からみて係数となる部分を省略すると，

$$\propto \exp\left[-\frac{(\beta_0 - b_0)^2}{2B_0}\right] \exp\left[-\frac{(\beta_1 - c_0)^2}{2C_0}\right] (\sigma^2)^{-\left(\frac{n_0}{2}+1\right)} \exp\left(-\frac{S_0}{2\sigma^2}\right) \quad \cdots\cdots \text{式 3-14}$$

となります．

d) 事後分布を導き出す

この時点の事後分布は $\beta_0, \beta_1, \sigma^2$ の同時事後分布 $P(\beta_0, \beta_1, \sigma^2 \mid Y)$ で，（式 3-13）×（式 3-14）となることから，

$$P(\beta_0, \beta_1, \sigma^2 \mid Y) \propto P(Y \mid \beta_0, \beta_1, \sigma^2) P(\beta_0, \beta_1, \sigma^2)$$

$$\propto (\sigma^2)^{-\frac{n}{2}} \exp\left[-\frac{\sum_{i=1}^{n}(Y_i - \beta_0 - \beta_1 x_i)^2}{2\sigma^2}\right] \exp\left[-\frac{(\beta_0 - b_0)^2}{2B_0}\right] \exp\left[-\frac{(\beta_1 - c_0)^2}{2C_0}\right] (\sigma^2)^{-\left(\frac{n_0}{2}+1\right)} \exp\left(-\frac{S_0}{2\sigma^2}\right)$$

$$\propto (\sigma^2)^{-\frac{n}{2}} (\sigma^2)^{-\left(\frac{n_0}{2}+1\right)} \exp\left(-\frac{S_0}{2\sigma^2}\right) \exp\left[-\frac{\sum_{i=1}^{n}(Y_i - \beta_0 - \beta_1 x_i)^2}{2\sigma^2}\right] \exp\left[-\frac{(\beta_0 - b_0)^2}{2B_0}\right] \exp\left[-\frac{(\beta_1 - c_0)^2}{2C_0}\right]$$

$$\propto (\sigma^2)^{-\left(\frac{n_0+n}{2}+1\right)} \exp\left[-\frac{S_0 + \sum_{i=1}^{n}(Y_i - \beta_0 - \beta_1 x_i)^2}{2\sigma^2}\right] \exp\left[-\frac{(\beta_0 - b_0)^2}{2B_0} - \frac{(\beta_1 - c_0)^2}{2C_0}\right]$$

$$\cdots\cdots \text{式 3-15}$$

となります．

ここで，$\beta_0, \beta_1, \sigma^2$ の条件付き事後分布

$P(\beta_0 \mid \beta_1, \sigma^2, Y)$

$P(\beta_1 \mid \beta_0, \sigma^2, Y)$

$P(\sigma^2 \mid \beta_1, \beta_0, Y)$

を計算します．

まず，$P(\sigma^2 \mid \beta_1, \beta_0, Y)$ が一番わかりやすいと思います．式 3-15 のなかで σ^2 の含まれている部分のみを残すと，

$$P\left(\sigma^2 \mid \beta_1, \beta_0, Y\right) \propto (\sigma^2)^{-\left(\frac{n_0+n}{2}+1\right)} \exp\left[-\frac{S_0+\sum_{i=1}^{n}(Y_i-\beta_0-\beta_1 x_i)^2}{2\sigma^2}\right]$$

となり，

$P\left(\sigma^2 \mid \beta_1, \beta_0, Y\right)$ は

$\mathrm{IG}\left(\frac{n_0+n}{2}, \frac{S_0+\sum_{i=1}^{n}(Y_i-\beta_0-\beta_1 x_i)^2}{2}\right)$ に従うことがわかります．

次に $P(\beta_0 \mid \beta_1, \sigma^2, Y)$ で，式 3-15 のなかで β_0 の含まれている部分のみを残すと，

$$P\left(\beta_0 \mid \beta_1, \sigma^2, Y\right) \propto \exp\left[-\frac{\sum_{i=1}^{n}(Y_i-\beta_0-\beta_1 x_i)^2}{2\sigma^2}\right] \exp\left[-\frac{(\beta_0-b_0)^2}{2B_0}\right]$$

$$\propto \exp\left[-\frac{(Y_1-\beta_0-\beta_1 x_1)^2+\cdot\cdot\cdot+(Y_n-\beta_0-\beta_1 x_n)^2}{\sigma^2}-\frac{{\beta_0}^2+b_0-2b_0\beta_0}{B_0}\right]$$

$$\propto \exp\left[\frac{-B_0\left\{(Y_1-\beta_0-\beta_1 x_1)^2+\cdot\cdot\cdot+(Y_n-\beta_0-\beta_1 x_n)^2\right\}-\sigma^2\left({\beta_0}^2+{b_0}^2-2b_0\beta_0\right)}{\sigma^2\beta_0}\right]$$

となります．

${\beta_0}^2, \beta_0$ についてのみまとめて β_0 を含んでいない項は省略し，e のべき数部分の分子を第 2 章 2-4-B-1)-d) と同じ要領で $(\beta_0-*)^2$ の形に変形します．

$$\propto \exp\left[\frac{-\left\{B_0 n\,{\beta_0}^2-2\beta_0 B_0(Y_1+\cdots+Y_n)-2\beta_0\beta_1 B_0(x_1+\cdots+x_n)\right\}-\sigma^2\left({\beta_0}^2-2b_0\beta_0\right)}{\sigma^2 B_0}\right]$$

$$\propto \exp\left[-\left(B_0 n+\sigma^2\right){\beta_0}^2-2\beta_0\left\{B_0(Y_1+\cdot\cdot\cdot+Y_n)-\beta_1 B_0(x_1+\cdot\cdot\cdot+x_n)-\sigma^2 b_0\right\}\right]$$

$$\propto \exp\left[{\beta_0}^2-\frac{2\left\{B_0(Y_1+\cdot\cdot\cdot+Y_n)-\beta_1 B_0(x_1+\cdot\cdot\cdot+x_n)-\sigma^2 b_0\right\}}{B_0 n+\sigma^2}\beta_0\right]$$

・
・
・

$$\propto \exp\left[\beta_0-\frac{B_0\sigma^2\left\{\frac{1}{\sigma^2}\sum_{i=1}^{n}(Y_i-\beta_1 x_i)+\frac{1}{B_0}b_0\right\}}{B_0 n+\sigma^2}\right]^2$$

となり，式を整理し続けると，

$P(\beta_0 \mid \beta_1, \sigma^2, Y)$ は平均 $\dfrac{B_0\sigma^2\left\{\frac{1}{\sigma^2}\sum_{i=1}^{n}(Y_i-\beta_1 x_i)+\frac{1}{B_0}b_0\right\}}{B_0 n+\sigma^2}$，分散 $\dfrac{B_0\sigma^2}{B_0 n+\sigma^2}$

の正規分布に従います．

最後に $P(\beta_1 \mid \beta_0, \sigma^2, Y)$ の式を求めます．

式 3-15 のなかで β_1 の含まれている部分のみを残すと，

$$P(\beta_1 \mid \beta_0, \sigma^2, Y) \propto \exp\left[-\frac{S_0+\sum_{i=1}^{n}(Y_i-\beta_0-\beta_1 x_i)^2}{2\sigma^2}\right]\exp\left[-\frac{(\beta_1-c_0)^2}{2C_0}\right]$$

$$\propto \exp\left[-\frac{(Y_1-\beta_0-\beta_1 x_1)^2+\cdots+(Y_n-\beta_0-\beta_1 x_n)^2}{\sigma^2}-\frac{{\beta_1}^2+{c_0}^2-2c_0\beta_1}{C_0}\right]$$

$$\propto \exp -\left[\frac{C_0\left[\left\{\sum_{i=1}^{n}{x_i}^2\right\}{\beta_1}^2+\left\{\sum_{i=1}^{n}x_i\right\}2\beta_0\beta_1-\left\{\sum_{i=1}^{n}x_i Y_i\right\}2\beta_1\right]+\sigma^2\left({\beta_1}^2-2c_0\beta_1\right)}{\sigma^2 C_0}\right]$$

となり，${\beta_1}^2, \beta_1$ についてのみまとめて β_1 を含んでいない項は省略し，e のべき数部分の分子を第 2 章 2-4-B-1)-d) と，前述の β_0 と同じ要領で $(\beta_1-*)^2$ の形に変形します．

$$\propto \exp -\left[\frac{C_0\left[\left\{\frac{\sigma^2}{C_0}+\sum_{i=1}^{n}{x_i}^2\right\}{\beta_1}^2+2\beta_0\left\{\sum_{i=1}^{n}x_i\right\}\beta_1-2\left\{\sum_{i=1}^{n}x_i Y_i\right\}\beta_1-\frac{\sigma^2}{C_0}2c_0\beta_1\right]}{\sigma^2 C_0}\right]$$

$$\propto \exp -\left[\frac{C_0\left[\left\{\frac{\sigma^2}{C_0}+\sum_{i=1}^{n}{x_i}^2\right\}{\beta_1}^2-2\left\{-\left(\sum_{i=1}^{n}\beta_0 x_i\right)+\left(\sum_{i=1}^{n}x_i Y_i\right)+\frac{\sigma^2}{C_0}c_0\right\}\beta_1\right]}{\sigma^2 C_0}\right]$$

・
・
・

$$\propto \exp\left[\beta_1-\frac{C_0\sigma^2\left[\frac{1}{\sigma^2}\left\{\sum_{i=1}^{n}(Y_i-\beta_0)x_i\right\}+\frac{c_0}{C_0}\right]}{\left\{\sigma^2+C_0\sum_{i=1}^{n}{x_i}^2\right\}}\right]^2$$

となり，式を整理し続けると，

$$P(\beta_1 \mid \beta_0, \sigma^2, Y)\ \text{は平均}\ \frac{C_0\sigma^2\left[\frac{1}{\sigma^2}\left\{\sum_{i=1}^{n}(Y_i-\beta_0)x_i\right\}+\frac{c_0}{C_0}\right]}{\left\{\sigma^2+C_0\sum_{i=1}^{n}{x_i}^2\right\}},\ \text{分散}\ \frac{C_0\sigma^2}{\left\{\sigma^2+C_0\sum_{i=1}^{n}{x_i}^2\right\}}$$

の正規分布に従います．

これらより $\beta_0, \beta_1, \sigma^2$ の条件付き事後確率分布，

$$P(\beta_0 \mid \beta_1, \sigma^2, Y)\ \text{は}\ \mathrm{N}\left(\frac{B_0\sigma^2\left\{\frac{1}{\sigma^2}\sum_{i=1}^{n}(Y_i-\beta_1 x_i)+\frac{1}{B_0}b_0\right\}}{B_0 n+\sigma^2}, \frac{B_0\sigma^2}{B_0 n+\sigma^2}\right) \quad \cdots\cdots \textbf{式 3-16}$$

に従い，

$$P(\beta_1 \mid \beta_0, \sigma^2, Y)\ \text{は}\ \mathrm{N}\left(\frac{C_0\sigma^2\left[\frac{1}{\sigma^2}\left\{\sum_{i=1}^{n}(Y_i-\beta_0)x_i\right\}+\frac{c_0}{C_0}\right]}{\left\{\sigma^2+C_0\sum_{i=1}^{n}{x_i}^2\right\},}, \frac{C_0\sigma^2}{\left\{\sigma^2+C_0\sum_{i=1}^{n}{x_i}^2\right\}}\right)$$

……**式 3-17**

に従い，

$$P(\sigma^2 \mid \beta_1, \beta_0, Y)\ \text{は}\ \mathrm{IG}\left(\frac{n_0+n}{2}, \frac{S_0+\sum_{i=1}^{n}(Y_i-\beta_0-\beta_1 x_i)^2}{2}\right) \quad \cdots\cdots \textbf{式 3-18}$$

に従うので，

この 3 つの条件付き事後確率分布の**式 3-16**，**17**，**18** を使って本章 **2-1-B** のようにシミュレーション計算を行います．

※この時点で気づかれたと思いますが，**式 3-5～3-12** のそれぞれの分母にある積分（特に多重積分）を行わなくても条件付き事後確率の式を使って計算できることが，マルコフ連鎖モンテカルロ法の重要な利点ということができます．

3）具体的な手順

a）事前分布の設定

β_0 の条件付き事後分布である正規分布と，β_1 の条件付き事後分布である正規分布と，σ^2 の条件付き事後分布である尺度付き逆ガンマ分布はここでは無情報に近い漠然とした情報を用いるとします．

事前情報に手持ちの情報を使うか無情報・漠然とした情報にするかは分析者の考えが反映されるところです．

b) サンプリング

サンプリング開始時，初期値である3つの事前分布のどれから始めても，繰り返し数が十分に大きければ得られるサンプルの集まり（乱数列）は，大小順に並べ替えて見比べてもほぼ変わらないと思われますが，ここでは β_0，β_1 から始めることにしましょう．以下順々に実施します．

・β_0 の事前分布 $N(b_0, B_0)$ に従う乱数で β_0 のサンプルを1個取り出す
・β_1 の事前分布 $N(c_0, C_0)$ に従う乱数で β_1 のサンプルを1個取り出す

推測の対象となる変数のサンプルが2個（これを拡張すると「変数の種類数－1」個）決まれば，残り1つの条件付き事後分布は母数が定まって，そこからサンプルを取り出せるようになるので，σ^2 の条件付き事後分布 $IG\left(\frac{n_0}{2}, \frac{S_0}{2}\right)$ の式のなかにある β_0, β_1 にそれぞれサンプルの値を代入して，母数の定まった σ^2 の条件付き事前分布（**式3-18**）である $IG\left(\frac{n_0+n}{2}, \frac{S_0+\sum_{i=1}^{n}(Y_i-\beta_0-\beta_1 x_i)^2}{2}\right)$ に従う乱数で σ^2 のサンプルを取り出す．

得られている β_1 のサンプルと，今得られた σ^2 のサンプル（値）を β_0 の条件付き事後分布（**式3-16**）である $N\left(\frac{B_0\sigma^2\left\{\frac{1}{\sigma^2}\sum_{i=1}^{n}(Y_i-\beta_1 x_i)+\frac{1}{B_0}b_0\right\}}{B_0 n+\sigma^2}, \frac{B_0\sigma^2}{B_0 n+\sigma^2}\right)$ の式のなかの β_1 と σ^2 に代入して，母数の定まった β_0 の条件付き事後分布に従う乱数で β_0 のサンプルを取り出す．

β_0 のサンプルと σ^2 のサンプル（値）を β_1 の条件付き事後分布（**式3-17**）である $N\left(\frac{C_0\sigma^2\left[\frac{1}{\sigma^2}\left\{\sum_{i=1}^{n}(Y_i-\beta_0)x_i\right\}+\frac{c_0}{C_0}\right]}{\left\{\sigma^2+C_0\sum_{i=1}^{n}x_i^2\right\}}, \frac{C_0\sigma^2}{\left\{\sigma^2+C_0\sum_{i=1}^{n}x_i^2\right\}}\right)$ の式のなかの β_0 と σ^2 に代入して，母数の定まった β_1 の条件付き事後分布に従う乱数で β_1 のサンプルを取り出す．

β_0 のサンプルと今得られた β_1 のサンプル（値）を σ^2 の条件付き事後分布（**式3-18**）である $IG\left(\frac{n_0+n}{2}, \frac{S_0+\sum_{i=1}^{n}(Y_i-\beta_0-\beta_1 x_i)^2}{2}\right)$ の式のなかの β_0 と β_1 に代入して，母数の定まった σ^2 の条件付き事前分布に従う乱数で σ^2 のサンプルを取り出す．

表 3-1　実演例のための観測値

x	Y
40	156
55	178
45	153
50	160
49	157
65	175
70	180
53	158
66	170
67	165

・
・
・

上記の順番で以降，サンプリングを多数回繰り返します．

こうしてサンプルを得て，サンプルの集計から β_0，β_1，σ^2 それぞれの平均，標準偏差，信用区間などを近似値で推測します．

4) 実演例―実際にやってみるとこうなります

a) 観測値の設定

観測値 x，Y を表 3-1 のようにします．

事前分布の初期値を　β_0：$N(0,\ 100)$，β_1：$N(0,\ 100)$，σ^2：IG(0.01, 0.01) としました．

繰り返し数をバーンイン 1000 回，サンプリング 1000 回，間引き数 4 とし，1000 回分（間引いた後の 1000 個）のサンプルを取得することにしました．

b) 計算結果

本章 2 -1-B -3) と同様に，マルコフ連鎖モンテカルロ法を動作できるソフトウェアまたはプログラミング言語ですと，β_0，β_1，σ^2 のトレースプロット，推測値のヒストグラム，事後確率密度のグラフがそれぞれ図 3-22，図 3-23，図 3-24 のように出力されます．β_0 の推測値は平均 120.49，標準偏差 14.58，95％信用区間 [90.97, 148.08]，β_1 の推測値は平均 0.80，標準偏差 0.26，95％信用区間 [0.28, 1.33]，σ^2 の推測値は平均 7.32，標準偏差 2.14，95％信用区間 [4.42, 12.75] となりました．このようにマルコフ連鎖モンテカルロ法では，モ

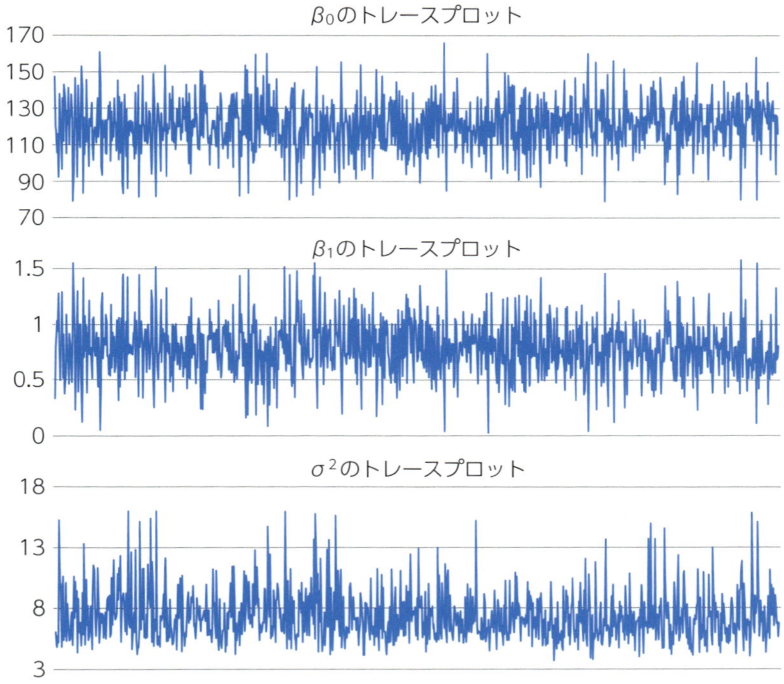

図 3-22　β_0（上段），β_1（中段），σ^2（下段）のトレースプロット出力例
※計算は R＋Stan で行いました

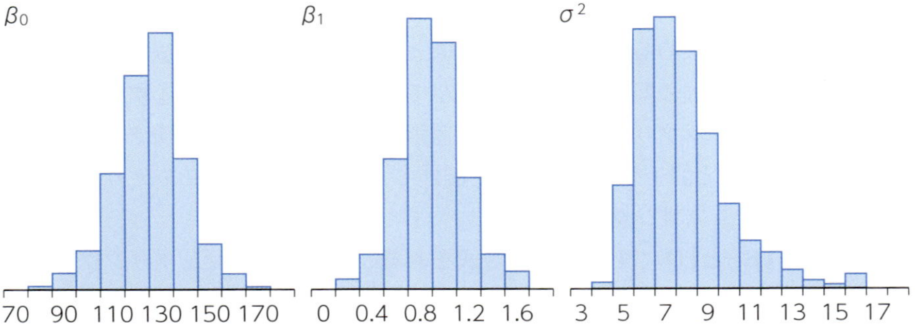

図 3-23　事後分布のヒストグラムの出力例
※計算は R＋Stan で行いました

デルを設定することにより 3 個（以上）の変数（母数）に対してもベイズ推測を行うことができます．

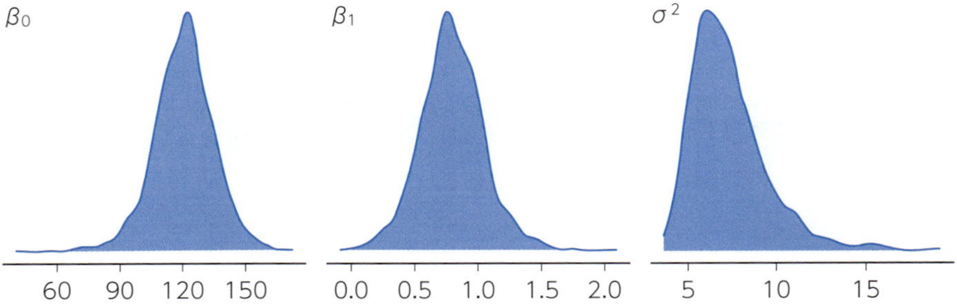

図 3-24　事後分布の密度推定のグラフ
※計算は R + Stan で行いました

2. ギブス・サンプリング

本章 1 で述べてきたように，条件付き事後確率分布を定めて，ある変数をその条件付き事後確率分布に従う乱数からサンプルを取り出し，それを次の条件付き事後確率分布の式に代入して新たな条件付き事後確率分布を作り，それに従う乱数からサンプルを取り出し，さらに新たな条件付き事後確率分布を用いてそれに従う乱数からサンプルを取り出し，・・・を繰り返してマルコフ連鎖モンテカルロを行う手法をギブス・サンプリングとよびます[7)]．言い換えると条件付き事後確率分布で 1 個の（推測対象となる）変数以外すべての（推測対象となる）変数の条件を定めておいて，残り 1 個の変数の値は同条件付き確率分布から乱数という形で確率的に求める，これを推測対象となる変数の数だけ用意された条件付き事後確率分布の式の間を順番に行き来してサンプル採取を繰り返すという方法です．ギブス・サンプリングはマルコフ連鎖モンテカルロ法の 1 種であり，本章 1-B-1）～3）と 1-D-2）～4）で記述したマルコフ連鎖モンテカルロ法は実はギブス・サンプリングでした．

本章 1-B-と D であげられた数式をみると，ギブス・サンプリングは解析者がシミュレーション実行にあたり，条件付き事後確率分布の式を考える・与えることをしなければなりません．この数式計算がうまくいかなければ大変なのではないかということが容易にみて取れると思います．たしかに解析的手法ではないのでしょうが，条件付き事後確率分布の確率密度関数の代数式を計算しているのは見方によっては一部解析手法的な匂いがします．もう 1 点，他書ではあまり強調されていないですが，各ステップで推測の対象となる変数の間を順番に巡っていって反復する必要があるため，最低 2 個の変数がないと実施できないという弱点も地味にあったりします．ただし解析者がモデルを構築しようとするとき，まず式を考えるはずですので，その際に推測の対象となる複数の変数の間の確率的・関数的な依存関係やモデル構築の妥当性を念頭におきやすくなるという利点はあると思われます（もちろん，条件付き事後確率の式の計算がどうやってもうまくできなかったときに「このモデルはギブス・サンプリングを使うのは無理だった．嗚呼」という寂しい？気持ちになると思います……）．さらにはマルコフ連鎖モンテカルロ法について説明を開始する際に，ギブス・サンプリングは具体的な式を例示できるため比較的わかりやすい方法であるのではないかと考えます．次の項ではギブス・サンプリング以外で，条件付き事後確率の式の計算をしなくても行えるマルコフ連鎖モンテカルロ法について述べようと思います．

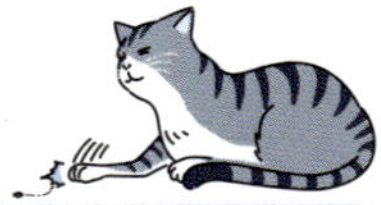

まとめ

- マルコフ連鎖モンテカルロ法で採取されたサンプル集合（サンプル列）をもとに，事後分布を近似的に推測します．
- マルコフ連鎖モンテカルロ法でのマルコフ性と収束についての概念を確認しましょう．
- ギブス・サンプリングでは条件付き事後確率分布の式の導出が必要です．

■文　献

1）浜田　宏，他：MCMC の一般的な説明．社会科学のためのベイズ統計モデリング．朝倉書店，2019：57-65.
2）照井伸彦：繰返しモンテカルロ法：マルコフチェーンモンテカルロ．ベイズモデリングによるマーケティング分析．東京電機大学出版局，2008：60-65.
3）照井伸彦：繰返しモンテカルロ法：マルコフ連鎖モンテカルロ．R によるベイズ統計学．朝倉書店，2010：56-65.
4）玉木一郎：森林遺伝育種のデータ解析方法（基礎編 2）マルコフ連鎖モンテカルロ法．森林遺伝育種 2019；8：146-148.
5）伊庭幸人：ギブス・サンプラーと階層モデル．甘利俊一，他（編）：計算機統計 II マルコフ連鎖モンテカルロ法とその周辺．岩波書店，2006：55-57.
6）大森裕浩：ギブス・サンプラー．甘利俊一，他（編）：計算機統計 II マルコフ連鎖モンテカルロ法とその周辺．岩波書店，2006：167-175.
7）Geman S, et al.：Stochastic relaxation, Gibbs distributions and the Bayesian restoration of images. IEEE Trans Pattern Anal Mach Intell 1984；6：721-741.

3 サンプリングのアルゴリズム

POINT

- ギブス・サンプリングができない場合でも，ここに述べるアルゴリズムを用いることにより，マルコフ連鎖モンテカルロ法を実施することができます．

1. メトロポリス・ヘイスティングス法

A. ギブス・サンプリングが使えない場合

本章 2 まででマルコフ連鎖モンテカルロ法の1つ，ギブス・サンプリングの手法について述べました．ギブス・サンプリングは，条件付き事後確率分布の確率密度関数式が2個以上得られなければ（しかも推測の対象となる変数が2個以上なければ）サンプリングができない（反復しての値の代入・置き換えによる計算の繰り返しができない）ことを理解いただけたかと思います[1)]．下記にもう少し詳細に述べます．

1) 条件付き事後分布の式が得られない場合

本書でこれまでに出てきた，ベイズの定理による事後確率の式

事後確率＝尤度関数（観測値の同時確率）×事前確率

は，正規分布×逆カイ二乗分布，正規分布×尺度付き逆ガンマ分布，正規分布×正規分布×尺度付き逆ガンマ分布などで成立していて，幸いなことにこれらの式は変形により条件付き事後確率分布として正規分布や逆カイ二乗分布，尺度付き逆ガンマ分布の式に帰着させることができました．しかし，尤度関数と事前確率密度関数のかけあわせによっては（そのようなモデルにたまたまなった場合，または，ならざるをえなかった場合には），いかに数式を変形させたところで都合よく条件付き事前分布の式にならない場合だって起こりえるはずです．

この問題に対して，昔は近似式を使うなどして近似的に条件付き事後確率分布（みたいな）式を作ってギブス・サンプリングで対処していた研究者もいたみたいです[2)]．ただし，その近似が何でそういう近似になるのでしょうか？という話になると，数学的には何か相応の根拠がある場合もあるのでしょうけど，第三者には余計によくわからない，みたいなことになりかねなくなるような気もします．

2）モデルが複雑すぎた場合

たとえば，多次元正規分布など確率変数が多次元ある分布を使ったモデルなどは，多次元な確率分布の確率変数同士が互いに相関関係などがあったりするので，もし仮に万が一条件付き事後確率分布の確率密度関数の式が導けたとして，条件付き事後確率分布が複雑になりすぎ，ギブス・サンプリングでどの手順でサンプリングしたらいいのかわからなくなる，さらにはプログラムまたはコンピューターのレベルでモデルの再現が困難になるおそれもあると思います．

では前記 1），2）などの場合でギブス・サンプリングができなければ，マルコフ連鎖モンテカルロ法は使用できないのでしょうか？　そんなことはないようです．

本項では，ギブス・サンプリングが使えない場合のサンプリング法としてメトロポリス・ヘイスティングス法（Metropolis-Hastings algorithm：MH 法）を解説します．メトロポリス・ヘイスティングズ法と発音するほうが正しいですが，わが国ではメトロポリス・ヘイスティングス法の表記が一般化しているので，本書でもメトロポリス・ヘイスティングス法の表記を用いることにします．

B. メトロポリス・ヘイスティングス法でサンプリングする際の方針というか，たとえ話

いきなりですが仮にみなさんのうちどなたかがパチンコを打ちにパチンコ店に行ったとします．行ったからにはたくさんの出玉を目指すこととします．店に着きました，さあ打つ台を選びましょう！　たくさんあるパチンコ台からどの台を選びますか？　最初はどの台を選んで打てばよいのか，超能力？とか未来予知能力？でもない限り普通はわからないですね．そこで最初に打つ台は適当に選び，ある程度の時間試しに打つとして出玉の様子をみることにします．

ある時点で打っている台以外にほかの台が出現したとします．今打っている台からほかの台に乗り換える機会を得たときに，どのような判断をくだしますか？　もし，その時点で打っている台よりも，現れたほかの台が出玉の確率（厳密にいうと確率密度）が低いパチンコ台だとわかれば，「その台に乗り換えることはやめよう」「今の台で打つのを続けよう」となることは十分に考えられます．反対に，もしその時点で打っている台よりも，現れたほかの台がさらに出玉の多くなる確率（確率密度）が高いパチンコ台だ！とわかれば，「新たなその台に乗り換えよう」ということは十分に考えられることですね．

そうして，この判断基準に基づく行動を繰り返せば繰り返すほど，そのパチンコ店の店内で玉の出やすい台は大体どの台か，この台とあの台とそこの台・・・といったように台の所在というか範囲というか分布がわかってくる，という方針

は割と妥当なやり方なのではないか？と考えられます（店内が空いていて頻繁な台の移動が容易であるという条件はありますが……）.

C. 当たるか当たらないかの見込みを用いた勝ち抜き？制の相対評価

メトロポリス・ヘイスティングス法もごく平たくいうと，その大まかな原理は前項 B と大きくは変わらないです．その際「最初のサンプル」(乱数) は適当に選びます．そのサンプルから確率（事後確率の確率密度）を計算すること自体はできるはずです．

事後確率＝尤度関数×事前確率

ですから，尤度関数と事前確率が定義できれば事後確率（もっとはっきり書くと 2 変量以上の場合は式 3-15 のような同時事後確率またの名を結合事後確率が相当します）の式も定義されるはずです．

次に，別のサンプル（すなわち「次のサンプル」）をこれまた乱数で選び，そのサンプルを使って事後確率（同時事後確率の確率密度）を計算します．「最初のサンプル」のときの同時事後確率の確率密度の計算値と「次のサンプル」のときの同時事後確率の確率密度の計算値を比較して，

①「次のサンプル」よりも「最初のサンプル」のほうが事後確率の確率密度が高ければ「次のサンプル」は捨てます（不採用）

②「最初のサンプル」よりも「次のサンプル」のほうが事後確率の確率密度が高ければ「次のサンプル」を採用します（図 3-25）

②の場合，採用した「次のサンプル」をもとにして，「次の次のサンプル」をまたまた乱数で選び，その「次の次のサンプル」を使って計算された同時事後確率の確率密度値を「次のサンプル」を使って計算された同時事後確率の確率密度値と比較します．その結果，前記①の場合となったならば「次の次のサンプル」は不採用，前記②の場合となったならば「次の次のサンプル」は採用・・・これを繰り返していけば，推測値である可能性の高い値（そのサンプルが代入されて得られた同時事後確率の確率密度値が相対的に高いのならば，そのサンプルやサンプル付近の値はより多く推測値に選ばれやすいはず）が選ばれたサンプルの乱数（乱数列・乱数の集合）を得ることができるのではないか？というのがメトロポリス・ヘイスティングス法の大体の考え方といえるでしょう．

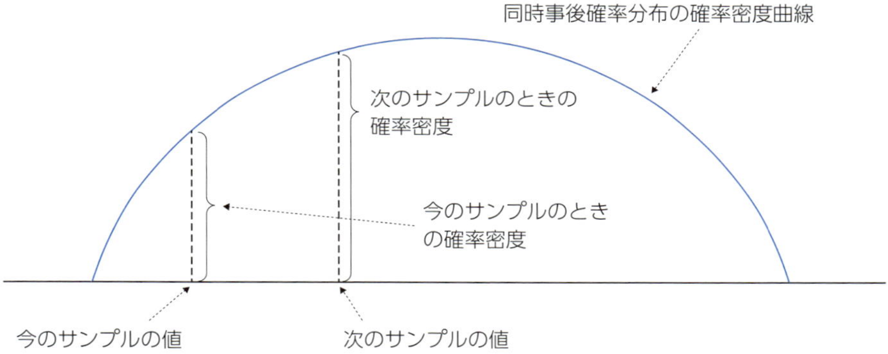

図 3-25　**同時事後確率の確率密度曲線とサンプル値を用いて算出された確率密度**
図のように，「今のサンプルのときの確率密度」＜「次のサンプルのときの確率密度」ならば，次のサンプルを採用します．※実際の同時事後確率の確率密度曲線は図のようになっているとは限りません．これは概念的・模式的なものであり，しかも推測対象の変数が 1 変量の場合です．もし推測対象の変数が 2 変量ですと立体表現になり，それ以上の多次元になると表示できなくなります

D. もうちょっと細かい設定とルールの話

1) メトロポリス法―「今のサンプル」と「1 つ後のサンプル候補」の比較の原理

話を簡単にするためメトロポリス・ヘイスティングス法[3)] の原型となったメトロポリス法[4)] について記します．「今のサンプル」と「1 つ後のサンプル」の比較ルールが C とちょっと違っているのでご注意ください．

以下①②のルールを考えます．

s_1＝「今のサンプル」，s_2'＝「1 つ後のサンプル候補」，s_2＝「1 つ後のサンプル」とすると，s_1 と s_2' それぞれの同時事後確率密度 $P(s_1)$，$P(s_2')$ が，

①$P(s_1) \leqq P(s_2')$ ならば，$s_2'=s_2$ として，「1 つ後のサンプル」が採用されます
……**式 3-19**

②$P(s_1) > P(s_2')$ ならば，確率 $\dfrac{P(s_2')}{P(s_1)}$ で $s_2'=s_2$ とし，確率 $1-\dfrac{P(s_2')}{P(s_1)}$ で $s_1=s_2$ とします……**式 3-20**

ルール①は今まで述べてきた理屈そのものです．ただし①のみですと，単に同時事後確率密度の推測最高値，推測対象となる母数の推測最頻値を求めてひたすら進むだけになってしまうので，ルール②を加えていると考えられます．②ですと「今のサンプル」から「1 つ後のサンプル」に進める（つまり「1 つ後のサンプル候補」が「1 つ後のサンプル」に採用される）のは確率的に決まります．しかし，

同時事後確率の低くなる方向の値へ移動したサンプルも確率的に得られ，推測したい変数の定常的な事後確率分布の端から端まですみずみに行き渡ってサンプルを採取することができ，値に幅をもたせたその変数の事後推測ができることになります．

本書は比較する $P(s_1)$，$P(s_2')$ を同時事後確率密度（事後確率）とよんでおりますが，これらを他書で「尤度」「カーネル」と表現している場合があります．しかし，いずれも意味（大意）は同じです．メトロポリス・ヘイスティングス法で（採用 / 棄却の対象となる）乱数（サンプル候補）を提案する方法がアルゴリズム（後述）によって異なり，各アルゴリズムによって比較する対象が「事後確率」「尤度」「カーネル」と微妙に変わるという整理でよいと思います．本項で事後確率密度の計算に用いられている事前確率は自然共役事前分布でもなければ尺度付き逆ガンマ分布のように条件付き事後確率を作成できるように調整したものでさえありません．ただ候補となる数値をもった乱数（列）を発生させるためのものにしかすぎないため，本項で述べているメトロポリス法における同時事後確率密度とは，サンプル値またはサンプル候補の値を与えられた尤度，すなわち「ほとんど尤度」といってもよいくらいです．

2）少しだけ実施例

1）の考え方で本章 1 - 1 - A の $Px-Py$ のサンプリングをやってみましょう．

①Px の事前分布は Be(1, 1)，Py の事前分布は Be(1, 1)

②$Px-Py$ の事後確率分布（同時事後確率分布）

$$=\binom{20}{12}{p_x}^{12}(1-p_x)^8\,\mathrm{Be}(1,1)-\binom{14}{8}{p_y}^{8}(1-p_y)^6\,\mathrm{Be}(1,1)$$

において，今 Px と Py のサンプル s_{x1} と s_{y1} をそれぞれ Be(1, 1)，Be(1, 1) から選んで，$s_{x1}=0.4$，$s_{y1}=0.3$ とします．そうすると同時事後確率の確率密度は，

$$P(s_{x1}, s_{y1})=\binom{20}{12}0.4^{12}(1-0.4)^8-\binom{14}{8}0.3^{8}(1-0.3)^6=0.01232$$

となります．

ここで，次のサンプル候補 s_{x2}' と s_{y2}' をそれぞれ Be(1, 1)，Be(1, 1) から選んで，$s_{x2}'=0.405$，$s_{y2}'=0.31$ とします．

そうすると同時事後確率の確率密度は，

$$P(s_{x2}', s_{y2}') = \binom{20}{12} 0.405^{12} (1-0.405)^8 - \binom{14}{8} 0.31^8 (1-0.31)^6 = 0.01089$$

となります．

このとき $P(s_{x1}, s_{y1}) > P(s_{x2}', s_{y2}')$ なので，両者の同時確率密度の比を計算します．

$$\frac{P(s_{x2}', s_{y2}')}{P(s_{x1}, s_{y1})} = \frac{0.01089}{0.01232} = 0.8845, \quad 1 - \frac{P(s_{x2}', s_{y2}')}{P(s_{x1}, s_{y1})} = 0.1154$$

であるので，0.8845 の確率でサンプル候補 (s_{x2}', s_{y2}') を次のサンプル (s_{x2}, s_{y2}) として採用し（$Px-Py$ としてのサンプルは $0.405-0.31=0.095$），0.1154 の確率で $(s_{x1}, s_{y1})=(s_{x2}, s_{y2})$ とします（$Px-Py$ としてのサンプルは $0.4-0.3=0.1$）．この場合では，足踏み状態になるよりもこのサンプル候補を採用する確率が高いです．

以降サンプル候補の提案と採択・棄却を繰り返します[脚注 3-7]．

3）さらに効率を高めるためのメトロポリス・ヘイスティングス法

本項 A からここまではメトロポリス法についての解説も含まれていました．C でメトロポリス法は，「今のサンプル」と別に乱数で「次のサンプル候補」を作り出していましたが，次のサンプル候補の提案があまりにあてずっぽうすぎるので，メトロポリス法を発展させサンプリングの効率を高めたメトロポリス・ヘイスティングス法[3]が開発されました．メトロポリス・ヘイスティングス法は本章 2 - 1- A -4）で取り上げられたマルコフ連鎖の定常状態における詳細釣り合い（可逆性）を利用します．

※むずかしい場合，この 3）は途中を読み飛ばして末尾①②まで移動してもらっても大丈夫です．

定常状態のマルコフ連鎖において状態 A と B があって，A と B は釣り合っています．仮想的な時間の前後関係は A（今），B（後）とします．状態 A が起きる（A になる）確率を $P(A)$，状態 B が起きる（B になる）確率を $P(B)$ とします．定常状態では A が起こったとき $A \rightarrow B$ に進む確率 $P(A \rightarrow B)P(A)$ と，B が起こったとき $B \rightarrow A$ に逆戻りする確率 $P(B \rightarrow A)P(B)$ が釣り合っています．

すなわち詳細釣り合い状態では，

$P(A \rightarrow B)P(A) = P(B \rightarrow A)P(B)$……**式 3-21**

脚注 3-7）　この式の同時事後確率密度は Px と Py の値によっては負の値になるため，コンピューターの実際の計算では Px と Py でそれぞれ別個にサンプリングを行い，採用された同段階（ステップ的に同世代）のサンプル同士を引き算していると思われます[5]．

がなりたちます．

状態 A を今のサンプル s_1，状態 B を次のサンプル s_2 とし，$P(A)=P(s_1)$ をサンプル s_1 のときの事後確率（事後確率密度），$P(B)=P(s_2)$ をサンプル s_2 のときの事後確率（事後確率密度）とすると，**式3-21** はそのまま，

$P(s_2 \rightarrow s_1)P(s_2)=P(s_1 \rightarrow s_2)P(s_1)$……**式3-22**

となります（**式3-21** と **3-22** で式の右辺と左辺が逆になっていますが）．ここで，$P(s_2 \rightarrow s_1)$，$P(s_1 \rightarrow s_2)$ がなかなかわからないので，それぞれに近似的な確率（この分布を提案分布とよびます）である $Q(s_2' \rightarrow s_1)$，$Q(s_1 \rightarrow s_2')$ を設定します．s_2' は s_2 の候補で確率分布 $Q(*)$ は s_2' から s_1 を，s_1 から s_2' を発生できるものとします．

$Q(s_2' \rightarrow s_1)$，$Q(s_1 \rightarrow s_2')$ は，$P(s_2 \rightarrow s_1)$，$P(s_1 \rightarrow s_2)$ そのものではありませんので，当たり前ですが **式3-22** の $P(s_2 \rightarrow s_1)$，$P(s_1 \rightarrow s_2)$ を置き換えた場合には $Q(s_2' \rightarrow s_1)P(s_2')=Q(s_1 \rightarrow s_2')P(s_1)$ となるとは限りません．そこで，

$$R=\frac{Q(s_2' \rightarrow s_1)P(s_2')}{Q(s_1 \rightarrow s_2')P(s_1)}$$……**式3-23**

という確率 R を用いて詳細釣り合いを取らせるものとします．

ここで R の範囲を $0 \leqq R \leqq 1$ とし，R を確率 $R(s_1, s_2')$ とします．

以下①②がメトロポリス・ヘイスティングス法のアルゴリズムです．

① $R(s_1, s_2')$ の値は $\dfrac{Q(s_2' \rightarrow s_1)P(s_2')}{Q(s_1 \rightarrow s_2')P(s_1)}$ か1のうちの小さいほうと定義し，

$R(s_1, s_2')$ を採用確率として，

②確率 $R(s_1, s_2')$ で $s_1 \rightarrow s_2'$ に移動（s_2' を次のサンプル s_2 に採用）し，確率 $1-R(s_1, s_2')$ で $s_2' \rightarrow s_1$ に移動（サンプル候補 s_2' を棄却し s_1 にとどまります）するものとします[脚注3-8]．

以上で次のサンプル候補の採択／棄却（$s_1 \rightarrow s_2$，$s_2' \rightarrow s_1$ の確率的な移動）を調節するものとします[6)]．

式3-23 は **式3-20** の $\dfrac{P(s_2')}{P(s_1)}$ に $\dfrac{Q(s_2' \rightarrow s_1)}{Q(s_1' \rightarrow s_2)}$ がかけられただけのようにみえますが，適切な提案分布となる $Q(s_2' \rightarrow s_1)$，$Q(s_1 \rightarrow s_2')$ をもってきてあてがうことで，

脚注3-8)　成書によっては本文中のメトロポリス・ヘイスティングス法のアルゴリズム②を，「0と1の間の一様乱数 U を生成し，U と $R(s_1, s_2')$ を比較して $U \leqq R(s_1, s_2')$ の場合サンプル候補 s_2' を採択し，$U>R(s_1, s_2')$ の場合サンプル候補 s_2' を棄却する」（これを②′としましょう）に代えて表記しているものもあります．しかし，②′のほうがコンピューターのプログラムに反映させやすいだけで②と②′には本質的な違いはありません．

次のサンプル候補を提案する方法がメトロポリス法に比べると，よりあてずっぽうさが減じられた，採択されやすいサンプル候補をもってくることができるようになるとされています．

4）サンプル候補発生・提案の方法はいくつかあります

3）で述べたように，メトロポリス・ヘイスティングス法では提案分布 $Q(s_2' \to s_1)$，$Q(s_1 \to s_2')$ をいかに適切に設定するかが重要になってきますが，提案分布の設定方法によってそのアルゴリズムは以下のように分類されています[1]．

①「今のサンプル」と独立してある確率分布（たとえば正規分布など）から確率的に乱数を発生させる方法（独立連鎖アルゴリズム）

②「今のサンプル」をもとに正規分布 $N(0, \varepsilon^2)$ に従う正規乱数を発生させ，「1つ後のサンプル候補」＝「今のサンプル」＋同正規乱数とする方法（酔歩連鎖アルゴリズム．別名ランダムウォーク連鎖アルゴリズム）

③独立連鎖の特殊系である棄却サンプリング連鎖アルゴリズム

①②③ともサンプル候補の提案方法の差異により，採用・棄却ルールの詳細が異なっています．②の酔歩連鎖アルゴリズムはサンプリングの効率性はあまりよくないものの，多くのモデルに適用できて便利だとされています[7]．

E. メトロポリス・ヘイスティングス法の利点

このように，メトロポリス・ヘイスティングス法では尤度関数と事前確率の分布を定義してしまえば，言い換えれば，観測値と推測対象の変数からなる尤度関数と推測対象となる変数が従う事前分布を定義してしまえば，ギブス・サンプリングで必要とされる（数式計算による）条件付き事後確率分布の式の特定は必要ありません（ということは，条件付き事後確率分布の式に縛られないがゆえに，極論をいうと理屈のうえでは，事前分布はどの確率分布でもサンプリングが可能なことになります）．また，条件付き事後確率間での反復がいりませんので推測対象となる変数が1個（1変量，1次元）でもサンプリングが可能だということになります[1]．本章 2 - 1 - D -2) 単回帰モデルの β_0，β_1，σ^2 のように，推測する母数が3種類（4種類でも5種類でも同様になると思いますが）のときはどうしますかというと，前述の本項 3 - 1 - D -1) の s_1，s_2'，s_2，本項 3 - 1 - D -2) の $s_1 = (s_{x1}, s_{y1})$，$s_2' = (s_{x2}', s_{y2}')$，$s_2 = (s_{x2}, s_{y2})$ がそれぞれ3要素のベクトル・配列（たとえば $s_1 = \{s_{1\beta 0}, s_{1\beta 1}, s_{1\sigma 2}\}$，$s_2' = \{s_2'{}_{\beta 0}, s_2'{}_{\beta 1}, s_2'{}_{\sigma 2}\}$，$s_2 = \{s_{2\beta 0}, s_{2\beta 1}, s_{2\sigma 2}\}$）に置き換わるだけでほかの説明は同じになります．

そうなると「今までの 2 1 ～ 2 の説明で延々と計算していましたけど，あ

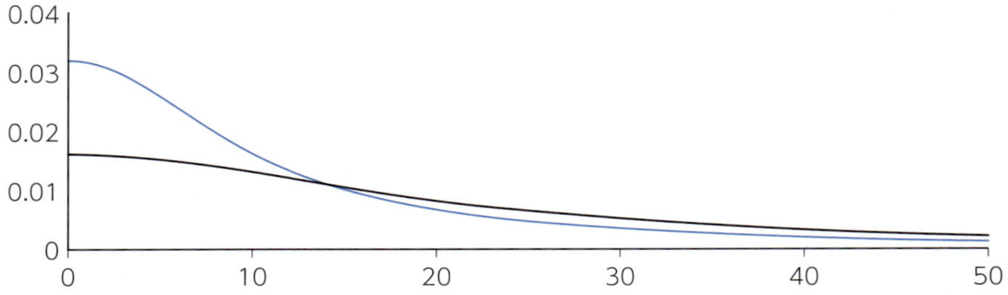

図 3-26　半コーシー分布の確率密度関数曲線

半コーシー分布は確率密度関数 $C(x, \omega)=\frac{1}{\pi}\frac{\omega}{x^2+\omega^2}$（ただし $x \geqq 0$，ω：尺度母数）で右裾がかなり緩やかに伸びた減少曲線になります．——：$\omega=10$，——：$\omega=20$

れは何だったか？」ということになりますが，ギブス・サンプリングだと提案された次のサンプル候補をすべて採用する（そうなるように式がかっちりできている）ので，サンプルの採用棄却を候補を作って比べていちいち判断しているメトロポリス・ヘイスティングス法よりは（条件付き事後確率分布を完全に構築できるなら），「ヨーイ，ドン！」でギブス・サンプリングを行うほうがサンプル集めは早くできそうな感じはします．しかし，特に手持ちの事前情報を用いるのでない限り，初期値にグラフがL字型になっている尺度付き逆ガンマ分布を使うのはどうかと思いますが……，あくまでもモデルによりますが，分散の事前分布には半コーシー分布（Half-Cauchy distribution）（**図 3-26**）を使うほうが穏当のような感じもします[脚注 3-9]．

F. メトロポリス・ヘイスティングス法の欠点・弱点

前項 **E** のように，メトロポリス・ヘイスティングス法はギブス・サンプリングよりも適用範囲が拡大されて，しかも理論も（概略は）単純で明快？でいいことずくめにも思えそうなのですが，この方法にも弱点はあるようです．まず，今

脚注 3-9）　ギブス・サンプリングで分散の推測をする場合，無情報事前分布として $IG(0, 0) \propto \frac{1}{\sigma^2}$，または無情報事前分布に近い漠然な事前分布として α，β の値が極端に小さい $IG(\alpha, \beta)$ を用いますが，**図 3-13** のように，それらはどうしても 0 付近の確率密度が極端に高い曲線になります．0 付近の確率密度がやたら高いこれらの事前分布は事後分布に影響を与えるおそれがあります．一方，条件付き事後分布を使わなくてよいメトロポリス・ヘイスティングス法やハミルトニアンモンテカルロ法を選択した場合は，無情報事前分布に近い漠然な事前分布に半コーシー分布（**図 3-26**）を用いると，事後分布に与える事前分布の影響を抑えることができます．

あるサンプルの次のサンプル，いわゆる候補サンプルとかサンプル候補ですが，「そんなに都合よく次のサンプルがすぐに得られるのか？」という話がたしかにあります．せっかく「次のサンプル」候補を作ってきても，それが**D**であげた採用条件に1発「合格（採用）」するとは限りません．合格しない（不採用の）場合はそれを捨てて，乱数を発生させて新たな「次のサンプル」候補を作り，採用条件に照らして・・・を採用が出るまで作り直しを繰り返すことになります．このような状態だと「次のサンプル」が正式採用されない限り，その取得サンプルの数列は足踏み状態になります．もしも，今のサンプルの値からちょっとずつちょっとずつ値をずらした乱数を候補にして行った場合（代表的な例では酔歩連鎖アルゴリズムを用いた場合），差分の量が少ない分，サンプル候補の採用確率は向上するものの，サンプルがより事後確率の高い値に向けてちょっとずつしか進まず，十分な範囲のサンプルが得られず効率の悪い推測になるのではないかと容易に考えられます．逆に差分の量が多くなると，サンプルの値が上や下への行ったりきたりのジェットコースターというかシーソーが激しく上下を繰り返すような挙動？（トレースプロット上で）になり，採用されるサンプルが少なくなるような気もします[8]．推測する変数が1つだけの場合はまだしも，2個3個4個と増えていくにしたがって，提案するサンプル候補の数はどんどん増えてしまい，いちいちサンプル候補の採用 / 棄却を判断する回数が飛躍的に増えて，膨大な回数の効率の悪い計算を延々と行うことになってしまいます……．実際にマルコフ連鎖モンテカルロシミュレーションに使われるプログラミング言語に搭載されているメトロポリス・ヘイスティングス法のアルゴリズムには，その辺をうまく調整されている？のではないかとは思うのですが，筆者にはそう言い切る自信はありません……．

6. ハミルトニアンモンテカルロ法

A. より効率的なサンプル提案法

メトロポリス・ヘイスティングス法は「次のサンプル候補」を確率的に乱数で発生させて提案し，採択も確率的に決める，というものでしたが，それでもまだ「効率がよくない！」ということで，より採用見込みの高い「次のサンプル候補」を効率的に探す方法としてハミルトニアンモンテカルロ法（Hamiltonian Monte Carlo：HMC法）が考案されました．その原理は難解なものですが，とても平たくいえば図3-25におけるサンプルの立場を，事後確率密度曲線上である地点の坂道の上に乗った「物体」と考えるものです（図3-27）．物体とみなした場合，

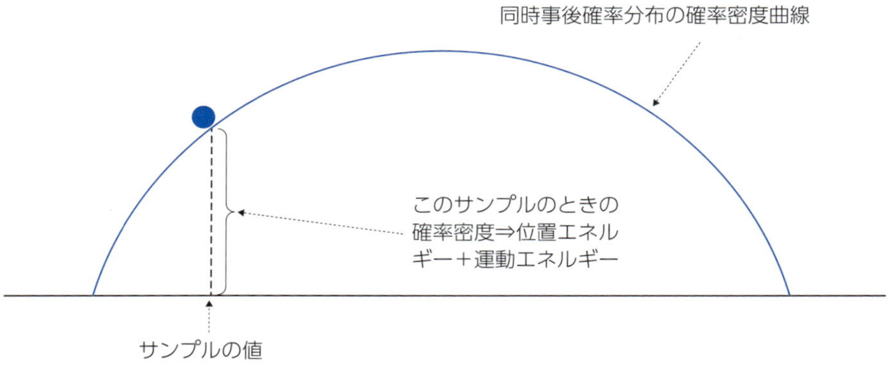

図 3-27　ハミルトニアンモンテカルロ法によるサンプルの物体への置き換え
確率密度の量を上下方向における高さ（位置エネルギー）＋運動エネルギー（＝ハミルトニアン）とみなします

サンプルはその位置において高さからくる位置エネルギー（と運動エネルギー）を有すると考えることができます[9)]．というか，そう考えることにしましょう．ところで物体としてのサンプルが乗っかっている地面？は坂道ですので，当然勾配があります[脚注 3-10)]．「さあ，今の位置からもし動くとなったとき，次の局面でサンプルはどうなりやすいでしょう？」「それは決まっています．坂を下り方向に滑り落ちていくでしょう？」．その通りです．しかし，そのままだと，より事後確率（事後確率密度）の低くなる方向にばかりサンプル候補が提案されることになります．これは困った，ということで細工をします．この事後確率密度の上り坂を計算によって逆さまにして「山」を「谷」にしてしまうのです（**図 3-28**）．

図 3-28 では「山」が「谷」になっています（事後確率密度が高いほどその位置は「谷底」になる）ので，こうするとサンプルはより事後確率（事後確率密度）の高い「谷底」に向け移動しやすくなります．さて，今の位置から動き出す際はランダムな方向にランダムな力をかけることとします．移動先の場所（次のサンプル）の候補は，今の位置で有していた位置エネルギー＋運動エネルギー（この和をハミルトニアンとよびます）が，エネルギー保存の法則を満たすような軌跡（これは分子軌道法とよばれる計算で予測します）で移動します[10)]．一定の時間が経ち移動を終わらせた（物体を止めた）際の終末点の範囲から次の候補が決められ，

脚注 3-10)　事後確率密度の坂の勾配は場所によって緩急があってもおかしくなく，メトロポリス・ヘイスティングス法ではその場所その場所の勾配にあった，提案分布を案出することがむずかしかった，という理解でよいかと思われます．

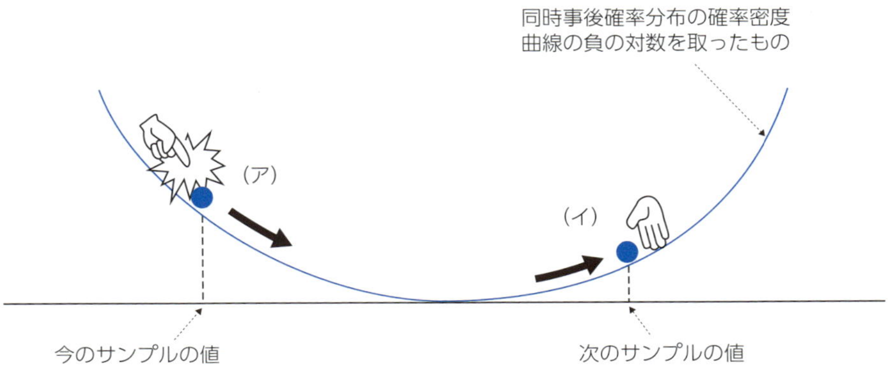

図 3-28　ハミルトニアンの比較によるサンプル候補の提案
ランダムな方向にランダムな力をかけ，今のサンプル物体の位置（ア）から動かします．一定の時間が経った後の終末点（イ）での高さ＋運動エネルギー（ハミルトニアン）を（ア）のときのハミルトニアンと比較します

候補サンプルを次のサンプルとして採用するか否かはメトロポリス法で決められます[11]．この際，移動したものの，もとの場所に戻ってくる（U ターンする）こともありえるわけで，場所が変化しない U ターンは次のサンプル候補を決めるには具合が悪いということになります．そのため U ターンを禁止するようにしたアルゴリズムを NUTS（No U-Turn Sampler）とよびます．こうしてハミルトニアンモンテカルロ法では，1 回 1 回の計算が大変なものの，そのサンプルがいるさまざまな勾配がある場所に応じて，近すぎない場所（近すぎない値）に移動できて，しかも採用されやすい次のサンプル候補を提案することが可能になっています．

B. ハミルトニアンモンテカルロ法を搭載している「Stan」とここに至ってお断りです

● 1）プログラムのなかでサンプリングアルゴリズムの種類を選択することはできるのでしょうか？

2012 年に登場したベイズ統計用プログラミング言語「Stan」[12] はハミルトニアンモンテカルロ法の NUTS を搭載しています．筆者は Stan ユーザーの Stan 推しでして，実は本書のマルコフ連鎖モンテカルロ法の数値計算例，数値計算結果は単純な四則演算以外はすべて Stan を用いて行ったものです．ギブス・サンプリングのところで表示されている結果・図はイメージ図以外，Stan で計算したものを記載していますので，あくまでも計算結果の「例」としてどうかご理解・ご注意をお願いします．本来ギブス・サンプリングの例ならギブス・サンプリング

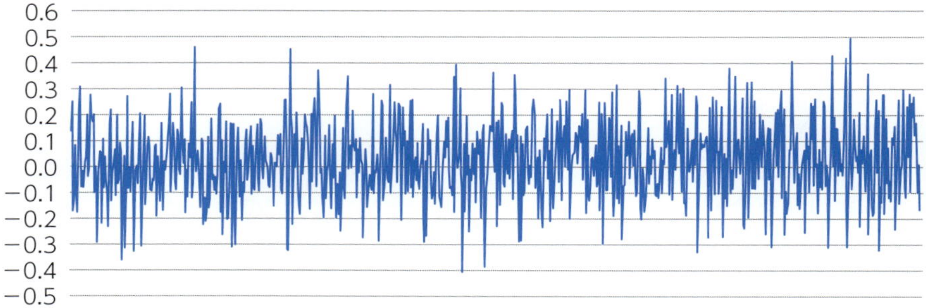

図 3-29　ハミルトニアンモンテカルロ法で得た *Px*−*Py* のトレースプロット（計算は R＋Stan で行っています）

のアルゴリズムで計算するのが筋道なのですが，Stan はサンプリングのアルゴリズム，たとえば①ギブス・サンプリング，②メトロポリス・ヘイスティングス法，③ハミルトニアンモンテカルロ法のどれにするか，プログラムを入力で指定して切り替えることができません（筆者はできると聞いたことがありません）ので，「やむをえず」Stan を用いています[脚注 3-11)]．同じモデルでもサンプリングのアルゴリズムが異なれば，結果がそれぞれ微妙に違ってくることがないとはいえませんが，本書では便宜上，計算に Stan を使っております．

2）ハミルトニアンモンテカルロ法を用いてベータ分布引くベータ分布の計算をやってみます

やっとここに至り本章 1-1 で問題提起され，ギブス・サンプリングでも解を示されていなかった（メトロポリス・ヘイスティングス法だとできたと思われます），2 つの治療法 *X* と *Y* の有効確率 *Px* と *Py* の差を推測するマルコフ連鎖モンテカルロ計算をハミルトンモンテカルロ法でやってみました．

2 つの治療法 *X* と *Y* が互いに独立で事前無情報として，わかっているのは以下①②です．

①*Px* の事前分布は Be(1, 1)，*Py* の事前分布は Be(1, 1)

②*Px*−*Py* の事後確率分布（同時事後確率分布）

$$=\binom{20}{12}p_x^{\,12}\,(1-p_x)^8\times \mathrm{Be}\,(1,1)-\binom{14}{8}p_y^{\,8}\,(1-p_y)^6\times \mathrm{Be}\,(1,1)$$

脚注 3-11)　一般に，ベイズ統計と同モデリングを行えるプログラミング言語やソフトウェアはユーザーにとってはいわゆるブラックボックスで，内部で実際の演算がどのように行われているのかははっきりしません．

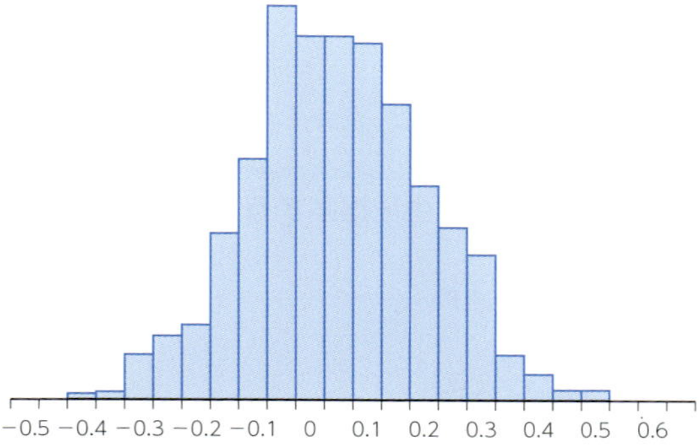

図 3-30　同 $Px-Py$ のヒストグラム

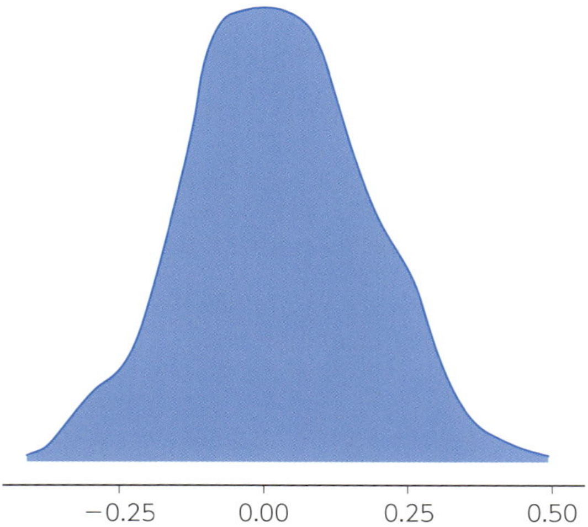

図 3-31　同 $Px-Py$ の事後確率密度

Stan でステップ数をバーンイン 1000 回，サンプリング 1000 回，間引き数 5 で計算すると，$Px-Py$ のトレースプロットは図 3-29，ヒストグラムは図 3-30，事後確率密度は図 3-31 となります．図 3-5 と比較すると頂上がやや平らにみえますがいかがでしょう．ちなみに $Px-Py$ の推測値は平均 0.02，標準偏差 0.15，95%信用区間（−0.29, 0.31）となりました．

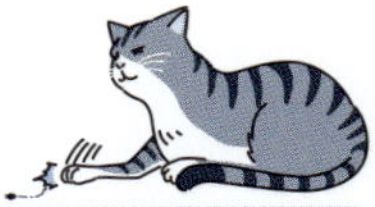

まとめ

- 効率よくサンプル候補を発生・提案するアルゴリズムについて説明しました.

■文　献

1) 中妻照雄：メトロポリス—ヘイスティングズ・アルゴリズム．入門 ベイズ統計学．朝倉書店，2007：162-175.
2) Parmigiani G：Meta-analysis. Modeling in Medical Decision Making：A Bayesian Approach. John Wiley & Sons Inc, 2002：123-165.
3) Gelfand AE, et al.：Sampling-based approaches to calculating marginal densities. J Am Stat Assoc 1990；85：398-409.
4) 涌井良幸：メトロポリス法のしくみ．道具としてのベイズ統計．日本実業出版社，2009：160-163.
5) M.D. リー，他，井関龍太（訳）：二項分布を使った推論．ベイズ統計で実践モデリング：認知モデルのトレーニング．北大路書房，2017：32-46.
6) 浜田　宏，他：MCMC の一般的な説明．社会科学のためのベイズ統計モデリング．朝倉書店，2019：57-65.
7) 小西貞則，他：酔歩連鎖 MH アルゴリズム．計算統計学の方法—ブートストラップ・EM アルゴリズム・MCMC．朝倉書店，2008：177-181.
8) 照井伸彦：繰返しモンテカルロ法：マルコフ連鎖モンテカルロ．R によるベイズ統計学．朝倉書店，2010：56-65.
9) 豊田秀樹：ハミルトニアンモンテカルロ法．基礎からのベイズ統計学：ハミルトニアンモンテカルロ法による実践的入門．朝倉書店，2015：101-125.
10) 花田政範，他：HMC 法．ゼロからできる MCMC マルコフ連鎖モンテカルロ法の実践的入門．講談社サイエンティフィク，2020：90-119.
11) John K. Kruschke：Stan．ベイズ統計モデリング：R, JAGS, Stan によるチュートリアル 原著第 2 版．共立出版，2017：407-425.
12) Gelman A, et al.：Stan：A probabilistic programming language for Bayesian inference and optimization. J Educ Behav Stat 2015；40：530-543.

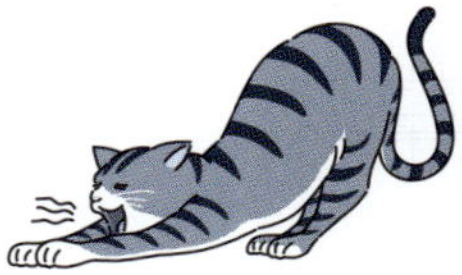

4 モデリングとシミュレーション

POINT

- 医学・医療分野の研究でよくみられるベイズ流メタアナリシスをもとにモデリングの例を示します.
- マルコフ連鎖モンテカルロ法のシミュレーションのアウトラインを示します.
- 構築されたモデルを確認する手法と, シミュレーション実行時の失敗例をいくつか示します.

1. モデリングの例

A. モデリングの例としてのベイズ流メタアナリシス

本章も 1 ～ 3 まで進んできましたが, ここまで読み進んで臨床医家のみなさんが抱かれた思いは「結局マルコフ連鎖モンテカルロ法のモデリングでどういうことができるのですか?」であろうと激しく考えます. もちろん, 当代盛んになってきているベイズ流手法を用いた研究はその解釈の仕方または方法を第4章にまとめて取り上げております. 一方で1990年代始めころから現れ[1], 以来今日にいたるまで医学医療分野においてベイズ流手法を適用した論文のなかでも増え続けているのがベイズ流メタアナリシスでした (図3-32). これまで紙面を割いて解説してきた内容をもとに, モデリングの例として本項ではベイズ流メタアナリシスを扱おうと思います.

B. 対象とする一次研究の形

メタアナリシスは,「結果を統合する目的で個々の研究から得られた分析結果のコレクションの統計分析」として定義されます. 一次研究を集めるにあたり, 本項では結果データが図3-33のような2×2表で表される K 個 ($i=1, 2, \cdots, K$) のランダム化比較試験 (randomized controlled trial：RCT) を考えます. 2×2表で表される結果の統合に, 個々の研究の不均一性 (heterogeneity. 異質性ともいいます) を考慮した変量効果モデル (random effect model) が提唱されます[2]. 本項で作成するベイズ流モデルも, 個々の研究の不均一性を考慮したものとします[3~5].

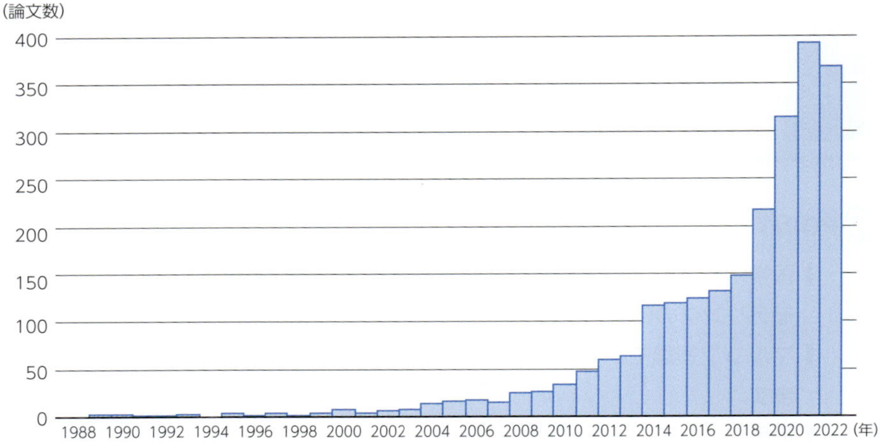

図 3-32　PubMed におけるベイズ流メタアナリシスの論文数
1990 年代初頭から現れて，以後増加の一途をたどっています．(記事タイプ：メタアナリシス，検索語は 'bayes AND meta AND analysis' で検索．筆者調べ)

K 番目		効果 あり	効果 なし	計
治療	介入群	x_{1k}	$n_{1k}-x_{1k}$	n_{1k}
治療	対照群	x_{0k}	$n_{0k}-x_{0k}$	n_{0k}

1 番目		効果 あり	効果 なし	計
治療	介入群	x_{11}	$n_{11}-x_{11}$	n_{11}
治療	対照群	x_{01}	$n_{01}-x_{01}$	n_{01}

→

i 番目		効果 あり	効果 なし	計
治療	介入群	x_{1i}	$n-x_{1i}$	n_{1i}
治療	対照群	x_{0i}	$n-x_{0i}$	n_{0i}

図 3-33　*K* 個のランダム化比較試験結果の 2×2 表
架空の研究に名前を付ける代わりに 1 から *K* 番目と附番しているだけで，各研究の間に順序関係はありません．ベイズ流手法でも一次研究の収集方法と収集規準，結果データによってメタアナリシスの結果は影響を受けます

C. モデリングの手順

ベイズ推測の大まかな手順になるべく沿うよう進めます．

● 1) 観測値とモデル分布を考える

データが 2×2 表で表される *K* 個 ($i=1, 2, \cdots, K$) の臨床研究 (ランダム化比較

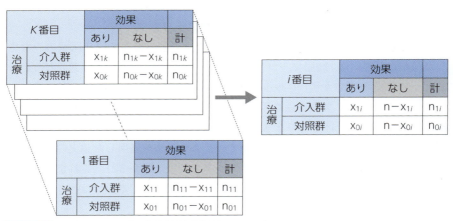

試験）があって，そのうち i 番目の研究の結果データは図 3-33 右のようになっているとします．

i 番目の研究の観測値は介入群で治療総数 n_{1i}，うち有効例 x_{1i}，対照群で治療総数 n_{0i}，うち有効例 x_{0i} となります．これが K 通りあり，交換可能性を担保しているものとします．

介入群で有効確率を π_{1i}，対照群で有効確率を π_{0i} とすると，有効例 x_{1i} と有効例 x_{0i} はそれぞれ二項分布に従うものとみなせます．すなわち，

$$P(x_{1i}, n_{1i} \mid \pi_{1i}) = \binom{n_{1i}}{x_{1i}} \pi_{1i}^{x_{1i}} (1-\pi_{1i})^{n_{1i}-x_{1i}} \quad [\mathrm{Bi}(n_{1i}, \pi_{1i}) \text{ に従う}] \cdots\cdots \text{式 3-24}$$

$$P(x_{0i}, n_{0i} \mid \pi_{0i}) = \binom{n_{0i}}{x_{0i}} \pi_{0i}^{x_{0i}} (1-\pi_{0i})^{n_{0i}-x_{0i}} \quad [\mathrm{Bi}(n_{0i}, \pi_{0i}) \text{ に従う}] \cdots\cdots \text{式 3-25}$$

となります．

このメタアナリシスで推測したい効果量（effect size）を π_{1i} と π_{0i} の対数オッズ比である λi とします．λi は K 個あり，変量効果モデルとしての不均一性を表現するために，個々の研究 i により λi は変動する可能性があるとします．

$$\lambda i = \log \frac{\pi_{1i}(1-\pi_{0i})}{\pi_{0i}(1-\pi_{1i})} \cdots\cdots \text{式 3-26}$$

式 3-26 は $\log \frac{\pi_{1i}}{(1-\pi_{1i})} = \log \frac{\pi_{0i}}{(1-\pi_{0i})} + \lambda_i$ と変形できます．λi は介入によりベースラインの効果 $\log \frac{\pi_{0i}}{(1-\pi_{0i})}$ に付け加わった効果（π_{0i} はベースラインの有効確率になります）と捉えることができます．

x_{1i}，x_{0i} と同様に λi は何らかの分布に従うものとします．λi の変動を表現するために，ここでは λi を正規分布 $\mathrm{N}(\theta, \tau^2)$ に従うものとします．θ と τ^2 の関係は独立とします．

すなわち，

$$P(\lambda i) = \frac{1}{\sqrt{2\pi\tau^2}} \exp\left(-\frac{(\lambda_i - \theta)^2}{2\tau^2}\right) \quad (\text{ただし } \theta \text{ と } \tau^2 \text{ は独立}) \cdots\cdots \text{式 3-27}$$

となります．

前記の式 3-24，25，27 をモデル分布とします．

2) 推測の対象となる変数の関数（尤度・尤度関数）を導出する

式 3-24，**25**，**27** より K 個の観測値 $x_{1i}, n_{1i}, x_{0i}, n_{0i}$（ただし $i=1, 2, \cdot\cdot\cdot, K$）の同時確率分布は，

$$P\left(x_{1i}, n_{1i}, x_{0i}, n_{0i} \mid \pi_{1i}, \pi_{0i}, \lambda i\right)=$$

$$\Pi_{i=1}^{K}\left[\binom{n_{1i}}{x_{1i}}\pi_{1i}^{x_{1i}}(1-\pi_{1i})^{n_{1i}-x_{1i}}\binom{n_{0i}}{x_{0i}}\pi_{0i}^{x_{0i}}(1-\pi_{0i})^{n_{0i}-x_{0i}}\frac{1}{\sqrt{2\pi\tau^2}}\exp\left(-\frac{(\lambda_i-\theta)^2}{2\tau^2}\right)\right]$$

……**式 3-28**

となります．

ここで，**式 3-26** によって π_{1i} は π_{0i} と λi に確率的に依存します（λi と π_{0i} が変動するとき，連動して π_{1i} も変動します）．すなわち π_{0i} と λi が決まれば π_{1i} が決まり，$\pi_{1i}=\dfrac{\pi_{0i}e^{\lambda_i}}{1-\pi_{0i}+\pi_{0i}e^{\lambda_i}}$ と考えられるので，変数 π_{1i} が式の左辺から 1 個減って**式 3-28** を以下のように表すことができます．

$$P\left(x_{1i}, n_{1i}, x_{0i}, n_{0i} \mid \pi_{0i}, \lambda i\right)=$$

$$\Pi_{i=1}^{K}\left[\binom{n_{1i}}{x_{1i}}\pi_{1i}^{x_{1i}}(1-\pi_{1i})^{n_{1i}-x_{1i}}\binom{n_{0i}}{x_{0i}}\pi_{0i}^{x_{0i}}(1-\pi_{0i})^{n_{0i}-x_{0i}}\frac{1}{\sqrt{2\pi\tau^2}}\exp\left(-\frac{(\lambda_i-\theta)^2}{2\tau^2}\right)\right]$$

……**式 3-29**

この式の右辺をみると $\pi_{0i}, \lambda i$ に加えて θ，τ^2 が与えられたときの確率でもあるので，**式 3-29** の左辺を以下のように書き直すのがより妥当でしょう．

$$P\left(x_{1i}, n_{1i}, x_{0i}, n_{0i} \mid \pi_{0i}, \lambda i, \theta, \tau^2\right)=$$

$$\Pi_{i=1}^{K}\left[\binom{n_{1i}}{x_{1i}}\pi_{1i}^{x_{1i}}(1-\pi_{1i})^{n_{1i}-x_{1i}}\binom{n_{0i}}{x_{0i}}\pi_{0i}^{x_{0i}}(1-\pi_{0i})^{n_{0i}-x_{0i}}\frac{1}{\sqrt{2\pi\tau^2}}\exp\left(-\frac{(\lambda_i-\theta)^2}{2\tau^2}\right)\right]$$

……**式 3-30**

3) 事前分布を与える

式 3-30 を尤度として「ベイズの定理」の式に組み込むと，

$$P\left(\pi_{0i}, \lambda i, \theta, \tau^2 \mid x_{1i}, n_{1i}, x_{0i}, n_{0i}\right) \propto P\left(x_{1i}, n_{1i}, x_{0i}, n_{0i} \mid \pi_{0i}, \lambda i, \theta, \tau^2\right) P\left(\pi_{0i}, \lambda i, \theta, \tau^2\right)$$

……**式 3-31**

となり，θ と τ^2 が確率的に決まると λi が確率的に求まるところから（確率現象の生じる方向的には $(\theta, \tau^2)\rightarrow\lambda i$ の関係といえます），$P(\lambda i, \theta, \tau^2)$ は実は $P(\lambda i \mid \theta,$

$\tau^2)P(\theta, \tau^2)$ となります．

θ, τ^2 は独立であることから，$P(\lambda i \mid \theta, \tau^2)P(\theta, \tau^2) = P(\lambda i \mid \theta, \tau^2)P(\theta)P(\tau^2)$〔$= P(\lambda i \mid \theta, \tau^2)P(\tau^2)P(\theta)$ でもかまいません〕となります．

$P(\lambda i \mid \theta, \tau^2)$ はすでに**式 3-29** のなかに $\frac{1}{\sqrt{2\pi\tau^2}}\exp\left(-\frac{(\lambda_i-\theta)^2}{2\tau^2}\right)$ として入っており，いまさら表記しなくてもよいと考えられるので，
式 3-31 は，

$$P\left(\pi_{0i}, \lambda i, \theta, \tau^2 \mid x_{1i}, n_{1i}, x_{0i}, n_{0i}\right) \propto P\left(x_{1i}, n_{1i}, x_{0i}, n_{0i} \mid \pi_{0i}, \lambda i\right)P(\theta)P\left(\tau^2\right)$$

……**式 3-32**

となります．

λi の平均 θ と分散 τ^2 にもそれぞれ事前分布を与えます．先行する成書や論文の通り，θ は $\mathrm{N}(\mu, \sigma^2)$ に従い，τ^2 は $\mathrm{IG}\left(\frac{\alpha}{2}, \frac{\beta}{2}\right)$ に従うとします．

π_{0i} は独立しており $(i=1, 2, \cdot\cdot\cdot, K)$，二項分布の母数（生起確率）ですので，$0 \leqq \pi_{0i} \leqq 1$ となるように事前分布を決める必要があります．このモデルでは，π_{0i} は $\mathrm{U}(0, 1)$ を事前分布とします〔$\mathrm{U}(\xi, \Psi)$ は最小値 ξ，最大値 Ψ の一様分布〕．

● 4）事後分布を導き出す

前記より，$x_{1i}, n_{1i}, x_{0i}, n_{0i}$ が与えられたときの $\pi_{0i}, \lambda i, \theta, \tau^2$ の同時事後確率分布の確率密度式は，

$$P\left(\pi_{0i}, \lambda i, \theta, \tau^2 \mid x_{1i}, n_{1i}, x_{0i}, n_{0i}\right) \propto$$
$$\prod_{i=1}^{K}\left[\binom{n_{1i}}{x_{1i}}\pi_{1i}{}^{x_{1i}}(1-\pi_{1i})^{n_{1i}-x_{1i}}\binom{n_{0i}}{x_{0i}}\pi_{0i}{}^{x_{0i}}(1-\pi_{0i})^{n_{0i}-x_{0i}}\frac{1}{\sqrt{2\pi\tau^2}}\exp\left(-\frac{(\lambda_i-\theta)^2}{2\tau^2}\right)\right]$$
$$\times\frac{1}{\sqrt{2\pi\sigma^2}}\exp\left(-\frac{(\mu-\theta)^2}{2\sigma^2}\right)\times\frac{\beta^{\alpha}}{\Gamma(\alpha)}\left(\sigma^2\right)^{-(\alpha+1)}\exp\left(-\frac{\beta}{\sigma^2}\right)$$ ……**式 3-33**

となります．

D. サンプリング法の選択―このモデルではギブス・サンプリングはムリ？

● 1）条件付き事後確率分布の式

式 3-33 は多変量・多次元な事後確率であり，マルコフ連鎖モンテカルロ計算で対処することになります．まず**式 3-33** から条件付き事後確率分布の式が作れ

ないか以下みてみましょう.

a) $P(\theta \mid \pi_{0i}, \lambda i, \tau^2, x_{1i}, n_{1i}, x_{0i}, n_{0i})$

正規分布×正規分布×・・・→正規分布の式に変形できそうなので，なんとか導き出せそうです（第3章 2 - 1- D -2)-d) を参照）.

b) $P(\tau^2 \mid \theta, \pi_{0i}, \lambda i, x_{1i}, n_{1i}, x_{0i}, n_{0i})$

正規分布×正規分布×・・・×尺度付き逆ガンマ分布の式→・・・→尺度付き逆ガンマ分布の式に変形できそうなので，なんとか導き出せそうです（第3章 2 - 1- D -2)-d) を参照）.

c) $P(\lambda i \mid \theta, \tau^2, \pi_{0i}, x_{1i}, n_{1i}, x_{0i}, n_{0i})$

「二項分布×二項分布×正規分布」を $i=1$, ・・・, K の K 個分乗算することになりますが，二項分布の式のなかに λi と関数的関係がある π_{1i} と π_{0i} が入り込んでいるおかげで省略することができず，かといって二項分布×二項分布×正規分布が何の分布になるのかもよくわかりませんので，条件付き事後確率分布の式を導くのはむずかしそうです.

d) $P(\pi_{0i} \mid \theta, \tau^2, \lambda i, x_{1i}, n_{1i}, x_{0i}, n_{0i})$

c) と同様に，条件付き事後確率分布の式を導くのはむずかしそうです.

2) サンプリングのアルゴリズムの選択

前項 1)-c)，d) に示した通り条件付き事後確率分布の式をすべてそろえることがむずかしいので，サンプリングにはギブス・サンプリングではなく，メトロポリス・ヘイスティングス法またはハミルトニアンモンテカルロ法を選択することになると考えられます[脚注 3-12)].

結果として，式 3-33 をもとにメトロポリス・ヘイスティングス法またはハミルトニアンモンテカルロ法で各々の事前分布を

θ は $N(\mu_0, \sigma_0{}^2)$

τ^2 は $IG\left(\frac{\alpha}{2}, \frac{\beta}{2}\right)$

π_{0i} は $U(0, 1)$

とします.

脚注 3-12)　変法として，ギブス・サンプリングとメトロポリス・ヘイスティングス法をハイブリッドでサンプリングする方法もありえます．具体的には D-1) で a) と b) をギブス・サンプリングでサンプリングし，c) と d) をメトロポリス・ヘイスティングス法でサンプリングします．R，Stan，Python，Julia など数値計算プログラミング言語を使い，解析者が自身でサンプリングのプログラムを独自にコーディングした場合にハイブリッドなサンプリングを行うこともありえます.

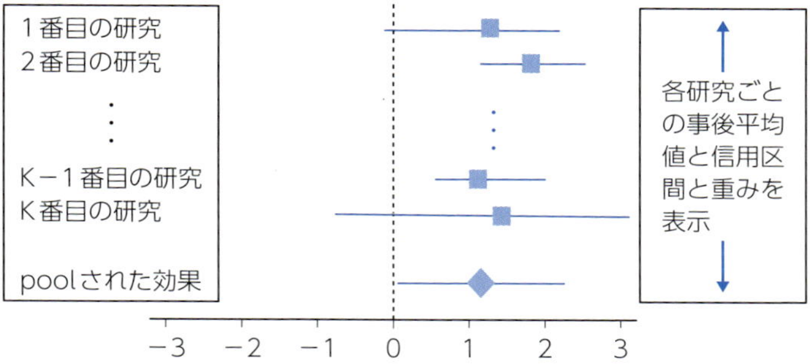

図 3-34　フォレストプロットの例（イメージ）
メタアナリシスの研究によっては「pool された効果」を「overall の効果」と表現したり，または「pool された効果」の代わりに「予測分布」を表示することもあります．信用区間は一般に 95%や 99%で表示されます

以上の事前分布からそれぞれサンプリングを行います．μ_0，$\sigma_0{}^2$，α，β の初期値と π_{0i} の事前分布は解析者が与えるものとします[6, 7]．

E. 結　果

あくまでも例ですが，得られた λi のサンプル列から，個々の研究 i の対数オッズ比 λi の事後推測値（平均と信用区間）を図 3-34 のフォレストプロットのように表示します（ほかに，得られる π_{0i} と λi のサンプル列から π_{1i} のサンプル列を逐次計算すれば，対数オッズ比でなく相対リスク $\dfrac{\pi_{1i}}{\pi_{0i}}$ の事後推測を行うこともできます）．図 3-34 左下の「pool された効果」には，本モデル例では θ の事後推測結果を表示します[8)]．「pool された効果」は，各プログラミング言語またはソフトウェアに実装されているマルコフ連鎖モンテカルロ計算関連の関数によって，それぞれ算出法や定義が違ってくる可能性があるので，詳細は各言語またはソフトウェアの当該関数の仕様を参照することになります．対数オッズ比の信用区間が 0 をまたいでいる研究は，頻度論的統計学の手法では「有意ではない」という解釈になります．しかし，ベイズ流では，たとえばある研究の対数オッズ比の事後確率が 0 以下で 0.2，0 以上で 0.8 の場合，80%の確信度でオッズ比は 1 以上（介入群のほうが対照群よりも有効であると 80%の信念？でいうことができます）となります．そのため，その 80%の確信度をどう捉えるのかという議論はあるものの，ここにも確率を直接扱えるベイズ統計の特色が垣間みられると思います．

F. 備　考

1) モデルについて

このモデルではλiとπ_{0i}を別々に動くものとしていますが，式3-24と式3-25の二項分布を正規分布（2変量正規分布）に近似するなどのほかの方法もあります[3)]．λi，π_{0i}，π_{1i}の関係式を工夫したり[4)]，またはλi，π_{0i}，π_{1i}をほかの分布に適切に近似することができれば，それぞれの条件付き事後分布の式を導出することによって，ギブス・サンプリングでサンプルを得ることが可能でしょう．また，対数オッズ比以外に効果量を相対リスク[9)]としたものや，介入群と対照群が合計3群ある場合[5)]のモデルを扱ったベイズ流メタアナリシスもあります．さらに前記のような相対的指標ではなく，リスク差[10)]や平均値の差など絶対的指標を効果量にしたベイズ流メタアナリシス分析手法もあります．

2) その他

1)で述べたように種々の効果量についてそれぞれに応じたモデルを複数種類，構築したベイズ流メタアナリシスの先行研究があり，ここではほんの1例を取り上げました．先行するベイズ統計の和書にメタアナリシスに関する記載・解説があまりみられないのは（本書も1例だけですけど），例示するにあたり定型的な「これだ！」というモデルをどの1本にしぼるか，なかなか定め切れないというのも理由としてあると思われます．本項にあげたモデルはあくまで1例，ほかにも沢山あると認識してもらえたら幸いです．

2. シミュレーションの手順・設定・評価

1でモデリングの例を示したあとで話は前後しますが，この項ではまずシミュレーションの大体の手順と設定項目，シミュレーション実行の評価方法を説明したいと思います[11, 12)]．

A. シミュレーションの手順

①材料の準備

以下a～dをそろえます．

a. 観測データ

b. 同時事後確率分布の確率密度関数の式

c. （母数の初期値を含めた）事前分布

d. シミュレーションを行うソフトウェア・プログラミング言語（たとえばOpenBUGS，JAGS，SAS，Stata，Stan，R，Python，Juliaその他のいずれか．

もしあれば，追加で組み込まれるパッケージ)．サンプリングのアルゴリズムがどのようになるかは該当するソフトウェア・言語それぞれの仕様を参照することになります．

②各ソフトウェア・プログラミング言語にシミュレーションで実行したいモデルのスクリプトを記載します．

③シミュレーションの設定をします．

a. チェーン（chain）：一連のサンプル列1セットをチェーンとよびます．通常は1チェーンのみ行うことはなく，たとえば「4チェーンとして同じ設定でのサンプリングを4回繰り返してサンプル列4セットを得る」などチェーン数は数回とします．

b. 計算反復数（iteration）：当たり前ですが計算反復数を増やせば増やすほど，得られるサンプル数が増加します．サンプル数（標本数）が多いほど，標本平均の標準誤差は小さくなり，ノイズの減じたサンプルが得られるとされます．本書の実演では反復数をバーンイン含め2,000回しか行っていないのですが，経験則的には反復数を少なくとも数万回のオーダーとしたほうが無難でしょう．

c. バーンイン（burn-in）：今までに述べたシミュレーション開始後に事後分布が定常状態（定常分布）に到達するまでの準備期間・助走期間のことです．計算反復数を何回行えばバーンインを脱して定常状態に移行するのか？という基準は残念ながら明確ではありません．シミュレーション実行後，バーンイン期間内に発生したサンプルは事前分布の初期値に影響される期間に取得されたものですので，推測を行うためのサンプルには含めず廃棄します．

d. 間引き数（thining）：本章 2-1-B-4) で述べた通り，マルコフ過程に必要な記憶の喪失を担保するために行う目的に加えて，本項 B-2) で後述される標本自己相関係数を減少させるためにも設定されます．

前記設定に明確な客観的指標はありませんので，もしマルコフ連鎖モンテカルロ法を用いた発表を行う際は，実行環境はもちろん，これら計算の設定も記載することが望ましいです．

④シミュレーションを実行させます．

⑤結果を出力させます．

B. シミュレーションがうまく実行できているかを評価します

マルコフ連鎖モンテカルロ計算をやり遂げました（コンピューターに計算をやってもらいました）！　ではシミュレーションが上手くできているか，トレー

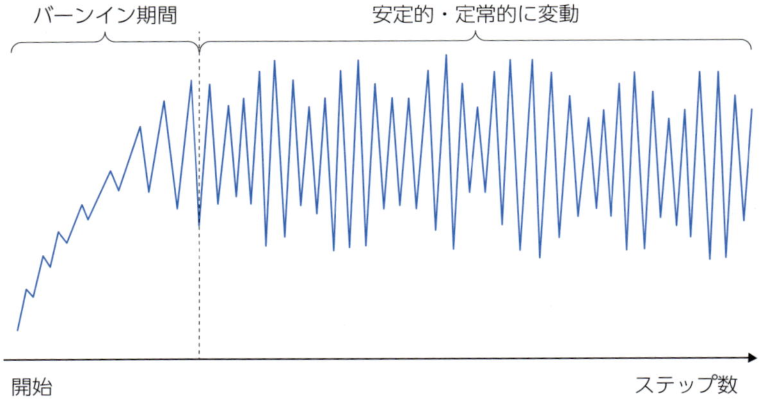

図 3-35　**バーンインとその後の変動の例（イメージ）**
この図ではバーンイン以後のトレースプロット部分が安定的・定常的に変動しているとみなせるため，収束していると判断しています

スプロットの図と出力結果と得られたサンプル列をもとに評価を行いましょう．おもな評価項目は **1)** サンプルが収束した状態で得られているかどうか（シミュレーションの収束状況），**2)** サンプルが効率よく取得できているかになります．

● 1) サンプルが収束した状態で得られているかどうか（シミュレーションの収束状況）

a) トレースプロットの目視

図の目視による判定はあいまいな部分もあるため注意を要します．

ア．変動のしかた

バーンイン以後のトレースプロット部分が安定的・定常的に変動しているかどうか（すなわちトレンドを伴って変動していないか）を目視で判断します（**図 3-35**）．不安定なサンプリングのトレースプロットは**図 3-36** のようになり，収束していない可能性が高くなります．

イ．各チェーンの重なり

チェーンを複数回分取得している場合は，各チェーンを 1 つのトレースプロットに重ねて表示させます．このとき**図 3-37** のようにチェーン間のサンプル値の変動がほぼ重なっていれば，各チェーンは同じ定常分布から得られているものとみなせて，収束していると判断されます．

b) Geweke（ゲヴェキ）の判定法

サンプル列を前半後半の 2 つに分け，分けられたそれぞれのサンプル集合の平均に差があるかどうか検定を行い，差がない（帰無仮説を棄却できない）との

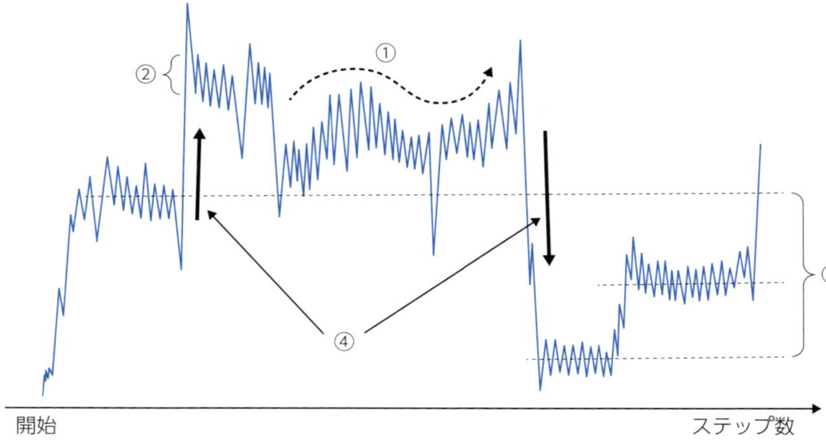

図 3-36　不安定なサンプリングの例（イメージ）
①サンプリング自体が上または下方向にふらふらと移動しています（図中- - - ►）．②サンプリングの幅が狭く，同じような値付近のところしかサンプルを拾えておらず，自己相関性が高い（後述）です．③サンプルの集まりやすい値が複数に分かれていて，しかもその間を頻繁にジャンプ（④の↑と↓）して行き来しています

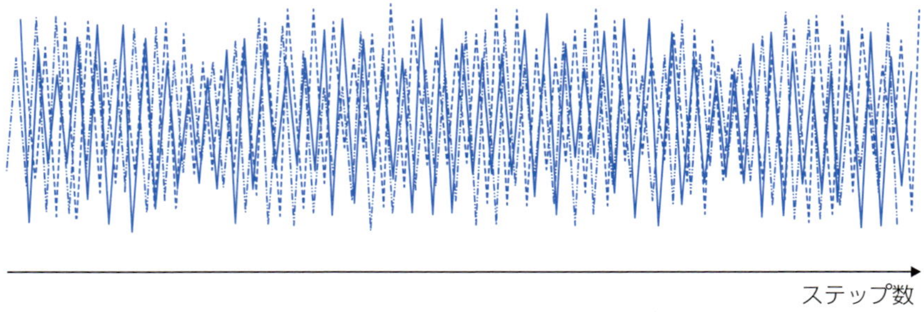

図 3-37　複数のチェーンを重ね合わせたトレースプロットの例（イメージ）
3 つのチェーン（——，- - - - - -，·-·-·-·-で表しています）を同一ステップ数で重ね合わせたもの

検定結果が出た場合，そのサンプル列が定常状態に達していると判断します．ベイズ統計なのに非ベイズ流（頻度論的統計学の）仮説検定を行うのが興味深いです．

c) $\hat{R}$（アールハット，Gelman-Rubin 統計量とも）

各チェーンの列内分散とチェーン間の分散を比較する一種の ANOVA（分散分析）方法です．チェーン間の分散が十分に小さいときに収束していると判断します．$\hat{R}>1.1$ のときに収束していないという判断がなされます．

2) サンプルが効率よく取得できているか（標本自己相関係数）

マルコフ連鎖モンテカルロ計算を行って得られるサンプル列のうち，あるサンプルが前後のサンプルと近い値である場合を自己相関性が高いといいます．その場合は，サンプリングが同じような値の付近ばかりを行ったり来たりしていて非効率なサンプリングをしていると判断されます．サンプル列の自己相関係数をみて自己相関係数が高い場合，サンプル取得が非効率であると判断されます（よって定常分布への収束が遅くなりますが，収束する・しない自体の判断には用いられません）．対策として①間引き数を多くとる，②より多くのサンプリングを行う，③提案分布を変更する（メトロポリス・ヘイスティングス法）などが行われますが，①の場合は間引きを行うことによるサンプルの喪失はそれだけ情報を失うことになり，推測が不正確になる可能性を念頭におくべきだと考えられます．

3. 構築されたモデルについて

マルコフ連鎖モンテカルロ法によるベイズ推測では「解析者がどうとでも（?）モデルを作成できてしまう」側面があり，特に独自のユニークなモデルを構築した場合，そのモデルが期待された動作を行うか否かを確認したいところです．コンピューターは命じられたプログラムのまま動くので，エラーを生じて計算が止まったときはまだしも，解析者の意図と違っていた内容のモデルであっても（それは解析者自身の意図するモデルができていない，または，プログラムに反映できていないからなのですが），コンピューターにとっては問題なく演算できていた場合が厄介で，計算結果自体はちゃんと（?）出力されてしまいます．本章最後は，マルコフ連鎖モンテカルロ法を行うにあたり作成したモデルについて A モデル確認の手掛かりとなる手法の紹介と B シミュレーション実行時の失敗例のいくつかについて述べようと思います．

A. モデルをどのように構築していったらよいのでしょうか

実は結論からいいますと，モデル作成を始めてどのように進めるか，その定石や手順，鉄則というのは筆者も聞いたことがありません．あればぜひ，ここに記したいのですが……．そこで主として計算やシミュレーションを含めた事後確率の導出後に行うものではありますが，**1)** 競合するモデルが複数あった際，どのモデルが相対的にふさわしいか選択する方法と，**2)** モデルが未知の観測値を予測できているかをみる方法，**3)** ダミーデータを用いた方法を取り上げ，できあがったモデルを確認する方法について述べようと思います[脚注 3-13]．

1）モデルの選択―ベイズ・ファクターを用いて

a）どのモデルが相対的にふさわしいでしょうか

もしマルコフ連鎖モンテカルロ法に使用する，候補となるモデルが M_1, M_2, ・・・と複数あるとき，どのモデルを選択すればよいでしょうか？ その相対的評価の目安としてベイズ・ファクターがあります[11, 13)].

まず以下のような数があるとします.

D：ベイズ推測によるシミュレーション実施に使用する観測データ（ベクトル，行列，サンプル列など）

Mi：ベイズ推測によるシミュレーションを行うにあたり，いくつかあるモデル（$i=1, 2,$・・・）

θ：ベイズ推測によるシミュレーションで推測対象となる変数（パラメータ）

観測データ D とモデル Mi が与えられたとき，パラメータ θ の事後確率は，**式 2-1** の「ベイズの定理」の式から，

$$P(\theta \mid D, M_i)=\frac{P(D, M_i \mid \theta)}{P(D, M_i)}P(\theta) \cdots\cdots \text{式 3-34}$$

となり，

$$P(D, M_i)=P(D \mid M_i)P(M_i)$$

$P(D, M_i \mid \theta)P(\theta)=P(D \mid M_i, \theta)P(\theta \mid M_i)P(M_i)$ であることから，**式 3-34** は以下のように変形できます.

$$P(\theta \mid D, M_i)=\frac{P(D \mid M_i, \theta)P(\theta \mid M_i)P(M_i)}{P(D \mid M_i)P(M_i)}=\frac{P(D \mid M_i, \theta)P(\theta \mid M_i)}{P(D \mid M_i)} \cdots\cdots \text{式 3-35}$$

この**式 3-35** の右辺の分母である $P(D \mid M_i)$ を周辺尤度（事前予測分布）といい，**積分可能な場合，**

$$P(D \mid M_i)=\int P(D \mid M_i, \theta)P(\theta \mid M_i)d\theta \cdots\cdots \text{式 3-36}$$

で求められます．周辺尤度 $P(D \mid M_i)$ は複数あるモデルのうち，M_i が与えられたときに観測データ D がどのくらいよく表されるか（確からしいか）の指標となり

脚注 3-13）　モデルの確実な動作の有無を確認するものであり，必ずしもモデル自体の良否，たとえば対象となる現象をどれくらいよく説明できているか，などを判定・評価するものではありません．

ます[14]．

今，モデル M_1 と M_2 があり，それぞれの周辺尤度 $P(D|M_1)$ と $P(D|M_2)$ を計算できるとします．このとき両者の比，

$$bf_{12}=\frac{P(D|M_1)}{P(D|M_2)}$$

で表される bf_{12} を M_1 の M_2 に対するベイズ・ファクターとよびます．ベイズ・ファクターは M_1，M_2 どちらのモデルがよりよく観測データを表すことができるかの相対的指標となり，M_1 が M_2 よりも支持されるかどうかの尺度として，
①$0<\log_{10}bf_{12}<0.5$ のとき「支持する証拠があまりあるとはいえない」
②$0.5<\log_{10}bf_{12}<1$ のとき「支持する証拠が十分にある」
③$1<\log_{10}bf_{12}<2$ のとき「支持する証拠が強い」
④$2<\log_{10}\mathrm{bf}_{12}$ のとき「支持する証拠が決定的である」
とされています[15]．

b）ベイズ・ファクターの応用

ベイズ・ファクターの応用としてモデル選択以外に，回帰モデルの変数選択[16]やベイズ流の仮説検定[17]などがあります．

c）ベイズ・ファクターの問題

以下のようなものがあります．

①パラメータ θ が積分可能ではない場合

この場合は周辺尤度が求められない可能性があります．またはマルコフ連鎖モンテカルロ法のような何らかの数値積分的手段で近似を行うことが考えられます．

②パラメータ θ が多次元である場合

多重積分が必要となり計算負荷がかかります．

③数式に事前分布を含んでいて，客観性に疑問が残る点

式 3-35 と **3-36** のなかにある $P(\theta|Mi)$ がベイズの定理の式における事前分布に該当します．そうなるとどのような事前分布を（解析者が主観的に）与えるかによってベイズ・ファクターの値が変わってきてしまい，客観的な比較が困難になりえます．

ベイズ・ファクターや関連・派生した種々の情報量規準を用いる方法についてはより高度で専門的な他書に譲りたいと思います．

2）事後予測分布

モデルが未知の観測データをどの程度実現（再現）するかにより，モデルの妥

当性を評価する方法で事後予測分布を用います[18]．観測値 D から得られた θ の事後確率をもとに，未知の観測値 D_+ を予測する確率である事後予測確率 $P(D_+ \mid D)$ は，

$$P(D_+ \mid D)=\int P(D_+, \theta \mid D)d\theta$$

であり，

$$P(D_+, \theta \mid D)=P(D_+ \mid \theta, D)P(\theta \mid D)$$

であることから，θ での積分が可能な場合，

$$P(D_+ \mid D)=\int P(D_+ \mid \theta, D)P(\theta \mid D)d\theta$$

で求められます．

事後予測確率の分布である事後予測分布と観測データの分布の適合の度合いをみることにより，モデルが観測値をどれくらい説明しているか否かを評価します[19]．McElreath は事後予測分布が観測データとどの程度一致するかを視覚的に確認する方法を提唱しています[20]．

● 3) ダミーデータを用いたテストシミュレーション―できあがったモデルが期待通りに動いているか？

あるパラメータ（変数）をベイズ推測する際，パラメータの値を既知とした際の尤度関数をもとにダミーデータを作成する手法です[20]．推測の対象となるパラメータを θ，観測値を D とするとベイズの定理（**式 2-1**）により，

$$P(\theta \mid D)=\frac{P(D \mid \theta)}{P(D)}P(\theta)$$

となり，このうち尤度（尤度関数）$\frac{P(D \mid \theta)}{P(D)}$ は θ と D の両方を含む関数ですので，得られた事後確率をもとに θ の値を既知とし（値は解析者が設定します），$\frac{P(D \mid \theta)}{P(D)}$ からもとの D ではないですが，その θ の既知の値を再現できるはずの架空の代用観測データとしてのデータ D' を尤度関数から人工的に発生させます．この D' をダミーデータとよびます．ダミーデータを用いてテストとしてマルコフ連鎖モンテカルロ計算のシミュレーションを行い，θ の既知の値を再現できればモデルが期待された動作を行っている可能性が高いと判断されます．

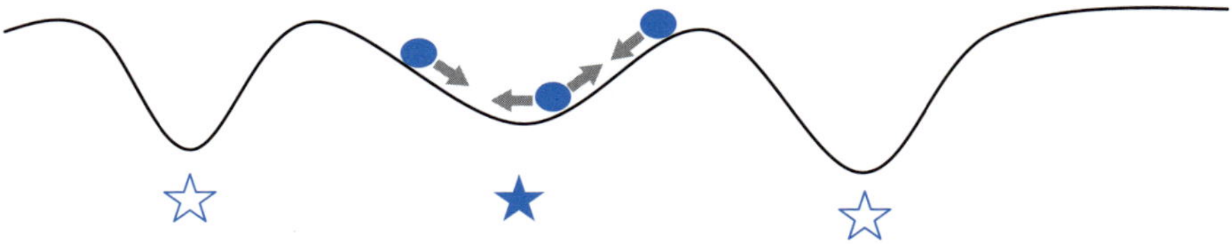

図 3-38　混合分布モデルでのサンプリングのイメージ
最頻値が複数あるため，無対策でそのままサンプリングを行うと探索される領域がある特定の最頻値付近（ハミルトニアンモンテカルロ法の場合は「谷」にたとえられます）にいったんはまり込んだ際は，その「谷」(★部分）のなかをひたすら行き来して，ほかの「谷」(☆部分）をなかなか探索しなくなることが起こりえます

B. マルコフ連鎖モンテカルロ計算の失敗しやすい例

ここで述べる失敗とは，サンプリングが収束しない，または不安定である，推測値がどうみてもおかしいという場合を指すものとします．原因を 1）モデル，2）観測値，3）事前情報に分けてそれぞれ代表的な例を述べようと思います．

● 1）モデルに原因がある場合

代表的なものに混合分布モデルがあります[21, 22]．混合分布モデルは複数の確率分布を組み合わせた混合分布を用いるもので，混合分布の確率密度関数は複数の最頻値（極大値，ピーク，または峰）を有するものになります．その際マルコフ連鎖モンテカルロ計算をそのまま行うと，最頻値が複数あるためにサンプリング時に探索される領域がある特定の最頻値付近に限られてしまったり（図 3-38），逆にいくつかの最頻値の間を飛び回って不安定になることが知られています．対策としてパラメータに大小関係などの制約を加える，パラメータを変換する，などが行われます．混合分布モデルのベイズ推測について，詳細はより高度で専門的な他書に譲りたいと思います．

● 2）観測値に原因がある場合

a）観測値同士の相関が強い場合

線形回帰モデルで起こりやすいといわれるケースです．

ロジスティック回帰モデル：$Ln\left(\frac{p}{1-p}\right)=a+bx_1+cx_2+dx_3$ ……式 3-37

でパラメータ a，b，c，d をベイズ推測するとしましょう．観測値 x_1，x_2，x_3 の間の互いの相関関係を強くすると（互いに相関係数の絶対値が 0.9 以上になるように意図的に相関を強くしています），図 3-39 のようにどのパラメータのトレースプロットも明らかに収束していない（各チェーンもバラバラで重なってい

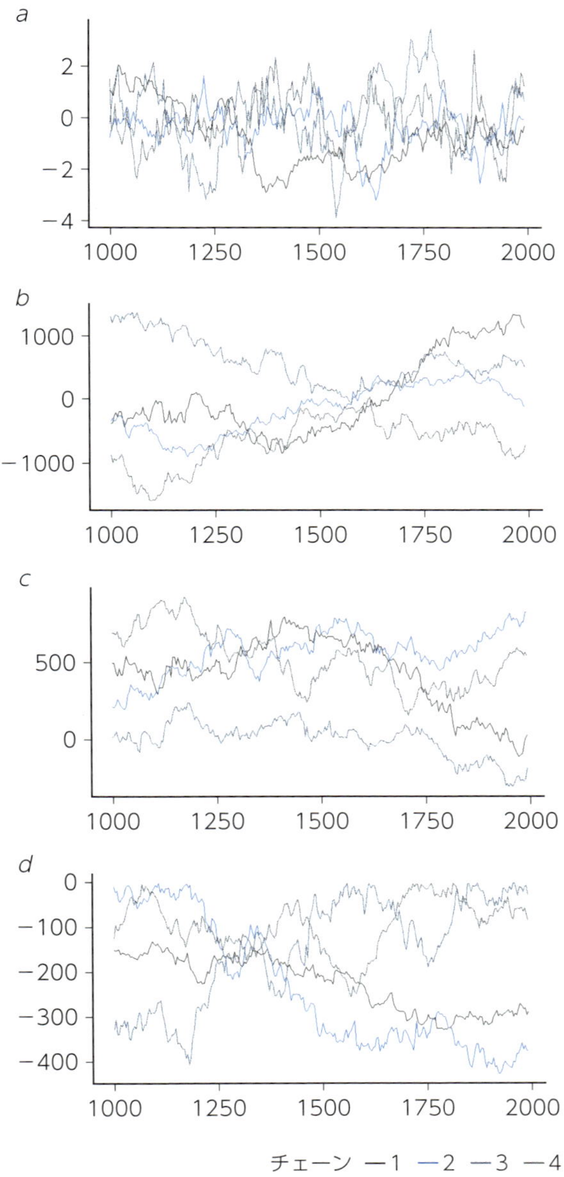

図 3-39　ロジスティック回帰モデル（式 3-37）の各パラメータ a, b, c, d のトレースプロット

x_1, x_2, x_3 の間の互いの相関関係が強い場合，サンプリングが迷走しており，各チェーンの重なりが全くみられず，収束していないことが目視でもわかります．

ません）のが目視で確認できます．プログラムは Stan 公開のサンプルコードを用いているため，特にモデルの記述に問題はないものとします．この場合の観測値間の相関は，いわゆるサンプル間の自己相関とは異なります．多変量回帰モデ

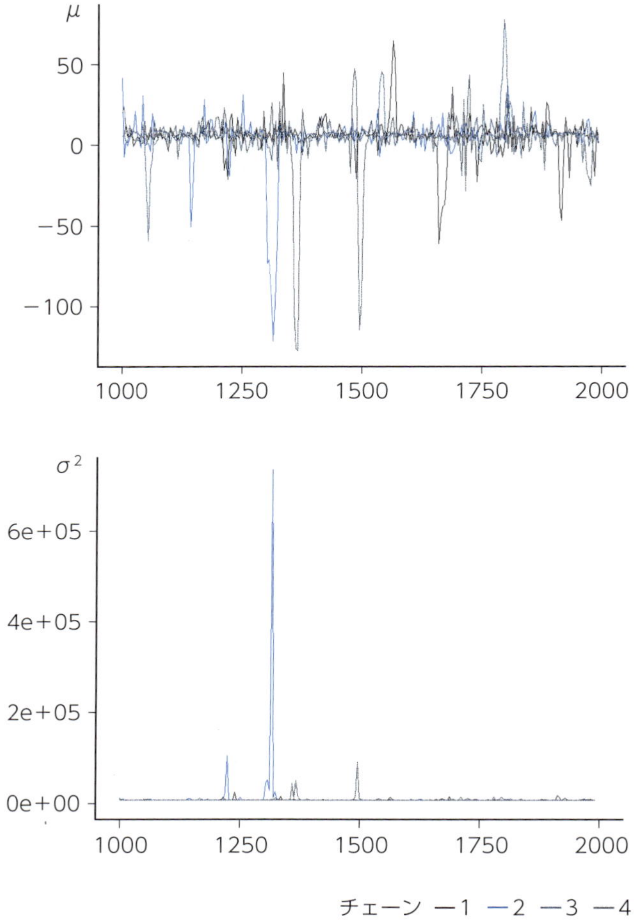

図 3-40　観測値のアイテム数があまりにも少ない場合のトレースプロット（上：μ，下：σ^2）
あまりしないと思いますがあえて行うとこうなります．

ルのベイズ推測では，観測データ間に相関関係があると収束しないことが起こりやすくなるため，説明変数の選択に注意を払うなどの対処を要します．

b）観測値のアイテム数が少なすぎる

図 3-40 をご覧ください．かなり離れた値に飛んでサンプルを拾いに行ったり，チェーンによるばらつきの激しいトレースプロットになっています．これは本章 2-1-B の正規分布母集団の平均 μ と分散 σ^2 を推測するケースで，観測値を 5 個から 2 個（！）に減らしたシミュレーション結果です．観測値のデータが少なくても推測ができるというベイズ統計ですが，あまりに観測値のアイテム数が少ない（情報が少なすぎる）とさすがのベイズ推測でもサンプリングが不安定に

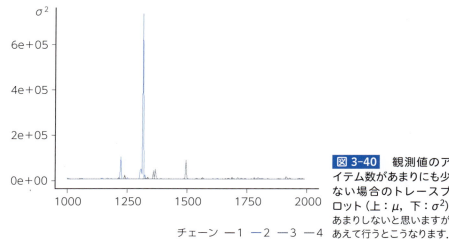

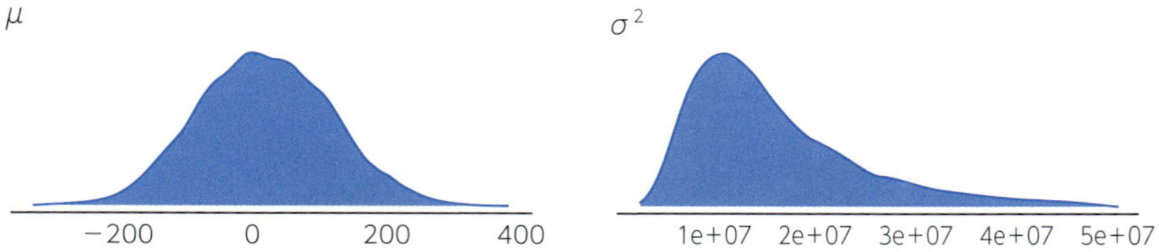

図 3-41　μ，σ^2 ともに事前分布の初期値をそれぞれ設定した場合の事後確率密度のグラフ

μの平均は 3,000 の辺りになるはずですが，観測値とかけ離れた状態としてμの事前分布 N(0, 100)，σ^2 の事前分布 IG(0.01, 0.01)とした場合，シミュレーションでμの事後推測値は平均 18.41，95%信用区間 [−172.02, 215.38] と予想と大きくかけ離れた値になりました

なる可能性があることを示しています．

● 3）事前分布に原因がある場合（事前分布の影響が大きい場合）

第 3 章 2-1-B で行った正規分布の母平均 μ，母分散 σ^2 のベイズ推測で，観測値 x を x＝0, 1000, 2000, 3000, 4000, 5000, 6000 という値に替えて，μ の事前分布の初期値を N(0, 100)，σ^2 の事前分布の初期値を IG(0.01, 0.01) のままにして，設定は繰り返し数＝20000 回，うちバーンイン＝10000 回，間引き数 5 回，あとは第 3 章 2-1-B と同様の設定でマルコフ連鎖モンテカルロ計算を行ってみました．

トレースプロットは特に何も問題はなく，$\hat{R}=1$ でしたので収束状況については特に問題なしとして，図 3-41 の事後確率密度のグラフ，特に μ の事後推測のほうをご覧ください．x＝0, 1000, 2000, 3000, 4000, 5000, 6000 であることにより，頻度論的統計学の力を借りると点推定ですが μ の標本平均 $E(x)$ は，

$$E(x)=(0+1000+2000+3000+4000+5000+6000)/7=3000$$

となります．

μ の標本分散（不偏分散）$V(x)$ は，

$$V(x)=\{(0-3000)^2+(1000-3000)^2+(2000-3000)^2+(3000-3000)^2+(4000-3000)^2+(5000-3000)^2+(6000-3000)^2\}/6=4666666.667$$

となり，シミュレーションの結果でも μ の平均は 3000 の辺りになるはずです．ところが，μ の事後分布の平均は 18.41，標準偏差 99.54，95％信用区間 [−172.02, 215.38] で予想（3000 近辺）から明らかに大きく外れた推測を行ってしまっています（ちなみに σ^2 の事後分布の平均は 16263516.63，標準偏差 8673511.21，95%信用区間 [5645881.49, 39549681.36] で不偏分散より大きめの値になっていました）．

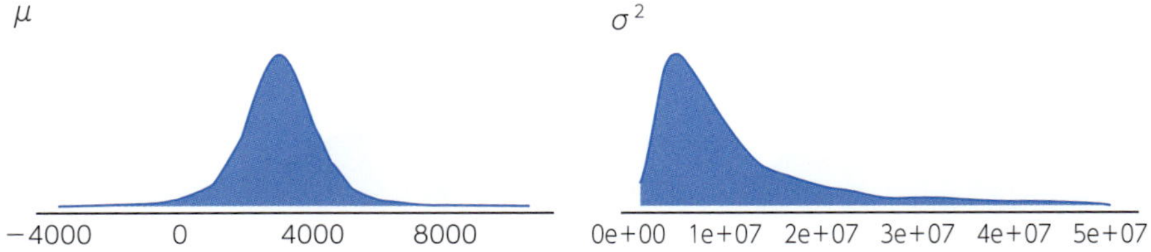

図3-42　μ，σ^2 ともに事前無情報とした場合の事後確率密度のグラフ
μの平均は3,000の辺りとなり，σ^2 の値も図3-40に比べて観測値の不偏分散の値に近くなりました

これは怪しい，ということで次に事前分布を無情報事前分布（一様分布．ただし σ^2 の場合は確率変数が負の値では定義されません）にして，あとは先と同じ設定として再度シミュレーションを行いました（図3-42）．

すると，事前無情報で行った場合 μ の事後分布の平均は3005.13，標準偏差1268.44，95%信用区間［351.80, 5624.23］で予想（3000近辺）とそれほど変わらない近似を得ました（ちなみに σ^2 の事後分布の平均は10850516.95，標準偏差8756099.70，95%信用区間［2523409.99, 37668080.08］で，より不偏分散に寄った値になっていました）．

観測値には問題がなかったとします．では，なぜ最初の事前分布で行ったシミュレーションの，特に μ は予想と明らかにかけ離れた推測値を出したのでしょう？　これは事前分布の初期値N(0, 100)に大きく影響された推測値を出したからと考えられます．なぜかというと事前分布を無情報にした際，μ はかなり標本平均の予想値（点推定ですが）に近い値を出しているからです．この観測値と事前分布の例は極端ですが，もし観測者が事前情報にある確率分布を与えた場合，その事前分布の初期値がシミュレーションの結果に大きく影響する可能性も考慮して，事前無情報でのシミュレーションも別に行い結果を比較するということをやるべきであろうと考えられます．自身が経験として有している事前情報を用いた結果が，事前無情報の場合の結果（この場合は尤度をもとにした推測になるといえます）とかけ離れている場合，その事前情報を用いるか用いないかをいったん検討したほうがよいかもしれません．もちろん，解析者が自らの経験として事前情報（事前分布）を重視した場合は，その事前分布を使用するという判断になると考えられます．研究においてもどのような値の事前情報を用いたのか，それとも事前無情報としたのか，といった事前情報の取り扱いについて明記しておくべきであると考えます．

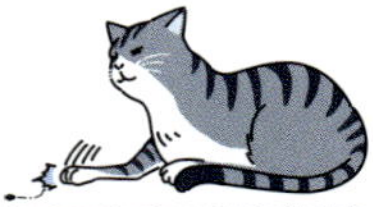

まとめ

- モデリングの実際例を示しました.
- シミュレーションがうまく実行できているか否かを示す指標を示しました.
- 事前情報の扱いに注意する必要について説明しました.

■文　献

1）Carlin JB：Meta-analysis for 2 x 2 tables：a Bayesian approach. Stat Med 1992；11：141-158.

2）DerSimonian R, et al.：Meta-analysis in clinical trials. Control Clin Trials 1986；7：177-188.

3）Parmigiani G：Modeling in Medical Decision Making：A Bayzsian Approach. John Wiley & Sons Inc, 2002：123-165.

4）Smith TC, et al.：Bayesian approaches to random-effects meta-analysis：A comparative study. Stat Med 1995；14：2685-2699.

5）Higgins JPT, et al.：Borrowing strength from external trials in a meta-analysis. Stat Med 1996；15：2733-2749.

6）丹後俊郎：Bayes 推測．統計モデル入門．朝倉書店，2000：140-154.

7）Amer FMA, et al.：Bayesian Methods for Meta-Analyses of Binary Outcomes：Implementations, Examples, and Impact of Priors. Int J Environ Res Public Health 2021；18：3492.

8）Harrer M, et al.：Pooling Effect Sizes. Doing Meta-Analysis with R：A Hands-On Guide. Chapman & Hall/CRC, 2022：93-137.

9）Warn DE, et al.：Bayesian random effects meta-analysis of trials with binary outcomes：methods for the absolute risk difference and relative risk scales. Stat Med 2002；21：1601-1623.

10）Thompson SG, et al.：Multilevel models for meta-analysis, and their application to absolute risk differences. Stat Methods Med Res 2001；10：375-392.

11）室橋弘人：収束判定およびモデルの妥当性の検討．豊田秀樹（編）：マルコフ連鎖モンテカルロ法．朝倉書店，2008：39-53.

12）Lesaffre E, et al.：Assessing and improving convergence of the Markov chain Bayesian Biostatistics（Statistics in Practice）. John Wiley & Sons Inc, 2012：175-201.

13）古谷知之：モデル選択．ベイズ統計データ分析：R & WinBUGS．朝倉書店，2008：52-57.

14）トニー・ランカスター：予測とモデルの批判．小暮厚之，他（監訳）：ランカスター ベイジアン計量経済学．朝倉書店，2011：73-95.

15）Jeffreys SH：APPENDIX B. TABLES OF K.　Theory of Probability. 3rd ed, Oxford University Press, 2000：432-441.

16）ピーター・D・ホフ：線形回帰．入江　薫，他（訳）：標準 ベイズ統計学．朝倉書店，2022：179-190.

17）McCarthy M：良いモデルとはどのようなものか？　野間口眞太郎（訳）：生態学のためのベイズ法．共立出版，2009：99-125.

18）A. ゼルナー：Bayesian 分析の原理とその典型的な応用例．福場　庸，他（訳）：ベイジアン計量経済学入門．培風館，1986：17-42.

19）松原　望：医薬とベイズ統計学．入門ベイズ統計 改訂版．東京図書，2024：191-208.

20）McElreath R：Sampling the Imaginary. Statistical Rethinking：A Bayesian Course with Examples in R and STAN. 2nd ed, Chapman & Hall/CRC, 2020：49–70.
21）中妻照雄：混合分布モデル．和合　肇（編）：ベイズ計量経済分析：マルコフ連鎖モンテカルロ法とその応用．東洋経済新報社，2005：177–189.
22）Gelman A, et al.：Computationally efficient Markov chain simulation. In：Bayesian Data Analysis. 3rd ed, Chapman & Hall/CRC, 2013：293–310.

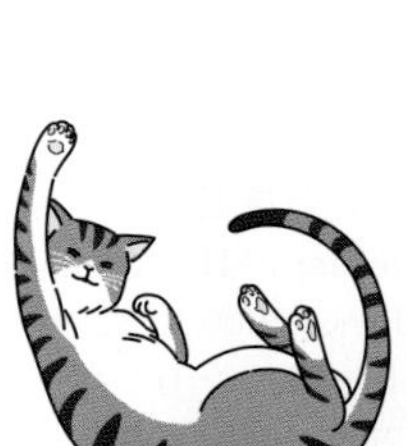

第 4 章

ベイズ流臨床研究

第 4 章では近年，医療分野の研究に実際に応用されているベイズ流手法について説明します．これまでの章で述べられたベイズ統計・ベイズ推測の知識をふまえて，臨床研究，特に臨床試験と治験においてエビデンスの醸成のために，ベイズ流手法がどのように用いられているかを，なるべく実在の論文をもとに，難解な箇所はおもに考え方を理解してもらうように努めております．ベイズ流手法の適用には多様なバリエーションがあるため，本章で述べる以外の方法が存在しないということはありえませんし，今後も新規の，かつ，より高度で複雑な手法を用いた研究がどしどし世に出ていくものと確信いたします．ここが悩ましい（?）ところかもしれませんが，過去～最近の研究をひも解き，経験を蓄積させることで，自身の研究計画に取り入れることや，これらのアプローチを論文作成・論文読解に活用できるようになると考えます．読者が最新の論文・より高度な専門書へ進まれるにあたり，本章が橋渡しの任をはたすことができれば幸甚に存じます．

具体的には以下のベイズ流手法を用いた研究

1. ベイズ流ロジスティック回帰モデルの事例
2. ベイズ流 Cox 回帰モデルの事例
3. ベイズ流アダプティブデザインの方法
   3-1 用量探索（用量漸増）デザイン
   3-2 アダプティブランダム化デザイン
   3-3 アダプティブ群逐次デザイン

を取り上げ，解説して行こうと思います．

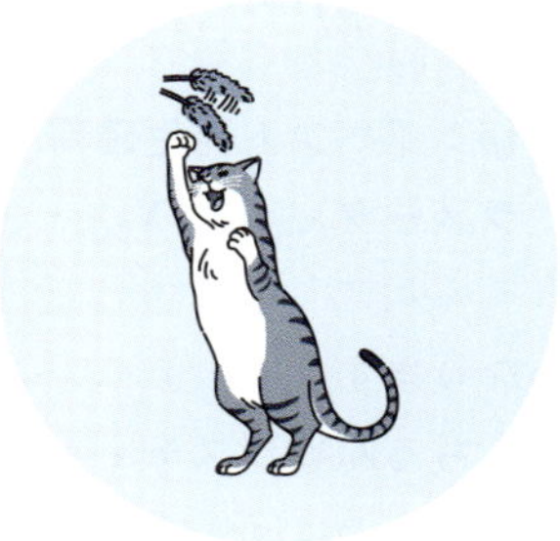

1 ベイズ流ロジスティック回帰モデルを用いたスタディ

POINT

- マルコフ連鎖モンテカルロ法を用いてオッズ比の推測を行います.
- サンプルサイズが小さくても妥当な推測が可能です.
- オッズ比の解釈には，研究者の主観が影響を与える可能性に注意する必要があります.

1. ロジスティック回帰モデルについてのおさらい

ロジスティック回帰モデルは式 4-1 の形を取り，もともとアウトカム（目的変数）が 0 または 1 などの 2 値データであるときに用いられます.

回帰式の各回帰係数はそれぞれの説明変数の調整されたオッズ比を示します.

観察コホート研究にも用いられ，コホートがシングルアーム（single-arm）の研究デザインにも用いることが可能です.

コホート研究のマッチングの際，プロペンシティ・スコア（傾向スコア）の算出にも用いられます.

ロジスティック回帰モデルの式は,

$$Ln\left(\frac{p}{1-p}\right)=\beta_1 X_1+\beta_2 X_2+\cdot\cdot\cdot+\alpha \cdots\cdots \text{式 4-1}$$

〔p：イベント発生確率，β_1，β_2，・・・：回帰係数（パラメータ），α：切片（パラメータ），X_1，X_2，・・・：データ〕

となります.

もちろんロジスティック回帰モデルにも，ベイズ推測が用いられます[1)]. よくみられるのは回帰式の各パラメータの推測モデルです（式 4-2）.

ロジスティック回帰モデルに関するベイズ推測ではパラメータの推測が行われる．

$$Ln\left(\frac{p}{1-p}\right)=\beta_1\ X_1+\beta_2\ X_2+\cdot\ \cdot\ \cdot+\alpha$$ ……式 4-2

観測されたアウトカムと X_1，X_2，……のデータから
パラメータをマルコフ連鎖モンテカルロ法により推測

2. 実際の事例

では，臨床研究ではどのように用いられるのでしょうか？　統計手法にベイズ推測を用いた実際の論文をもとにみていきましょう．

「播種性結核の重要な役割を明らかにする，マラウイにおける敗血症の病因と長期転帰に関する縦断的観察研究」

原題：A longitudinal, observational study of etiology and long-term outcomes of sepsis in malawi revealing the key role of disseminated tuberculosis.

(Lewis LM, et al. Clin Infect Dis 2022；74：1840-1849)

doi：10.1093/cid/ciab710

まずあらすじをお示しします．

背景・目的

敗血症は，適切な抗菌療法によって転帰が改善されるものの，サハラ以南のアフリカでは死亡率は依然として高い．サハラ以南のアフリカにおける敗血症は標準的な抗菌療法ではカバーされないマイコバクテリア，ウイルス，細菌性の人獣共通感染症，寄生虫など異なる病原体が一般的であるといわれており，血流感染以外の敗血症の病因に関するデータは不足しています．そこでマラウイのブランタイアでの敗血症の転帰に関連する原因と修正可能な要因を特定することを目的としています．

方　法

被験者のエンロール

マラウイのブランタイア・クイーンエリザベス中央病院で敗血症の症例

定義を満たした225人の成人を登録しました．入院後最初の6時間は1時間ごとに登録者を追跡し，その後，入院中は毎日，28日，90日，180日目には直接登録者を追跡しました．

病因の特定

ヒト免疫不全ウイルス（HIV），結核，細菌感染，アルボウイルス，マラリアなどの診断を行いました．

病因以外に収集されたデータ

年齢，性別，CD4値，ヘモグロビン，体温，心拍数，血圧，呼吸数，SaO_2，GCS，乳酸，血球数，尿素，クレアチニン，抗菌療法開始までの時間，抗真菌療法，抗マラリア治療，抗結核薬投与，6時間以上の補液など．

アウトカム

死亡・生存．

同論文には方法と結果の補足として，それぞれ Supplementary Methods と Supplementary Results が付録になっています．また，Suppelementary Tables and Figure で図表も付録として参照することができます．

A. 方法での注意点

ベイズ流のロジスティック回帰を選択している理由としてデータセットが小さすぎることがあげられています．たしかに単一の病院で実施されたため，患者の登録に苦心しているとの記述がみられました（ちなみに単一の病院で行っているということはデータの群間差を考慮する必要がないということになるので，階層ベイズモデルを使っていないことが考えられます）．

通常のロジスティック回帰モデルを作成するとして，仮に思い切り単純化して共変量が1つの場合だったとし，後ろ向きではありますが本研究の各共変量のオッズ比を大体1.5と見積り，イベント平均発生確率がざっとおよそ40/225≒0.18とすると大雑把ですがサンプルサイズが300人弱必要となります[2)]．現実に集まった被観察者が225人だったことを考えると従来の解析をするにはサンプルサイズが足らなかったのでベイズ流手法を用いたと解釈されます．

B. モデル作成のプロセス

従来のロジスティック回帰モデル作成では共変量の選択でAICやBICなどの情報量基準を用いたり，ステップワイズ法などの変数選択法を用いて最適なモデルを作成しようとしたり，Hosmer-Lemeshow 検定などを行いモデル全体のあてはめを評価します（非ベイズ流のロジスティック回帰モデルの作成と評価の詳細については，ロジスティック回帰分析について詳述されている他書にゆずります）．対してベイズ流ロジスティック回帰分析では，第 3 章 4－3-A で紹介したように非ベイズ流手法と異なるベイズ流の共変量の選択やモデルの確認を行うことになります．

極端な例では共変量の組み合わせを何回も行った回帰式ごとに逐一ベイズ・ファクターや他の情報量基準をもとに変数選択を行ったうえでマルコフ連鎖モンテカルロ法のシミュレーションを行う必要があると考えられます．モンテカルロ計算の繰り返し数と使用する PC のマシンパワーにもよると思われますが，妥当な近似の得られるモデルを得るまでの共変量の組み合わせのシミュレーションを行うのにかなりの時間を要するかもしれません．そのため，この研究では回帰モデルの共変量選びに主成分分析（ベイズ流ではない）を行い，なるべく共変量の数を減らすなどの工夫をしています．そして，主成分分析による変換で縮小された共変量を宿主重症度変数 PC1，PC2，PC3 とよんでいます．

次に，マルコフ連鎖モンテカルロ法シミュレーションについての記述です．

①どのような統計ソフトウェアまたはパッケージを使用したか？

②チェーンをいくつにしたか（すなわちシミュレーションでサンプル列を合計いくつ取得したか）？

③1 チェーンでの繰り返し計算数を何回にしたか？

④そのうちのバーンインを何回にしたか？

についてこの研究では本文でなく，付録（Supplementary Methods）で述べられています．そのほか，

⑤乱数をサンプリングするときの間引き数を何回に 1 回にするか？

なども含まれ得ますが，もし自身で同様にシミュレーションを実施しようとした際，それぞれの設定でこれといった定石を見出すのは大変だと思います．また，ほかの論文をみる限り，ページ数の制限もあると思われますが，前記①～⑤を方法や付録に記載していないものも割と多くみられるようです．それでも論文内で著者は自らが行ったシミュレーションの設定について何らかの形で記載をしておいたほうが望ましいでしょう．

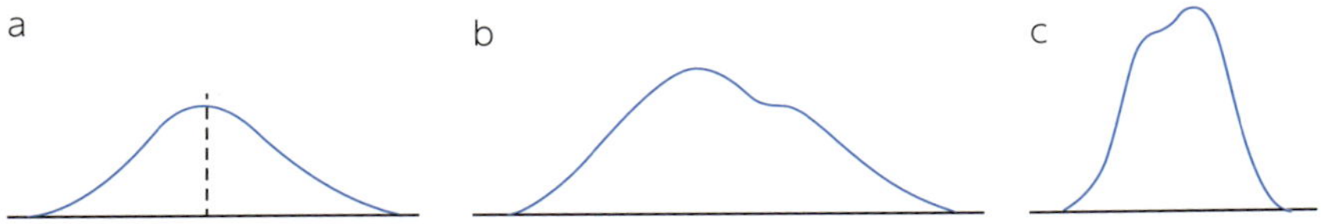

図 4-1 マルコフ連鎖モンテカルロシミュレーションにて出力される事後確率の密度グラフの一般的なイメージ
a：正規分布のような1峰性左右対称な形態（実際にはほとんどない）.
b：左右非対称で右に歪んだ形態.
c：左右非対称で左に歪んだ形態.
実際にはbの右側やcの左側のように曲線が滑らかでない場合もあります.

C. 結果のどこをみるか

1) 信用区間をみる

モデルの出力は，通常はオッズ比を信頼区間（confidence interval：CI）として表示されますが，ベイズ推測の特徴として，マルコフ連鎖モンテカルロ法によるシミュレーション結果も信用区間（credible interval：CrI）として示されます．一般的に，サンプリングが収束している場合，出力される事後分布は**図4-1**の**a**から**c**のような形をとることが多いです．この論文では事後分布のグラフが論文自体にも付録にも表示されておりませんので推測となりますが，点推定値は平均ではなく中央値でしょう．幸いにもこの論文ではSupplementary Methodsに点推定値は中央値であると明記されていました．

もし，**図4-1a**のような1峰性左右対称ならば点推定は平均でもよさそうです．しかし，実際には**図4-1b，c**のような微妙な曲線を呈することがほとんどで，このような場合が多いことから点推定値には中央値など平均以外の代表値が選ばれることがあります．そのため点推定値に平均か中央値か，何を使っているかの注意深い読解が必要となります．

ベイズ統計の事後確率は何%の確率でどこからどこまでの数値を取りえるか？という意味で信用区間という表現をやたら用います．これはconfidence interval（CI：信頼区間；その範囲のなかに真値が入っているか否かが確率ではなく頻度で示される）とは異なるものです．成書によってはベイズ推測におけるcredible intervalを信用区間とよんで，頻度論的統計学における信頼区間と明確に区別しているものもありますが，なかにはconfidence intervalもcredible intervalも同様に信頼区間（略してCI）という用語（訳語）を与えている本もあるので，その本が用語を正しく使い分けているか常に気を付けてもらいたいものです．

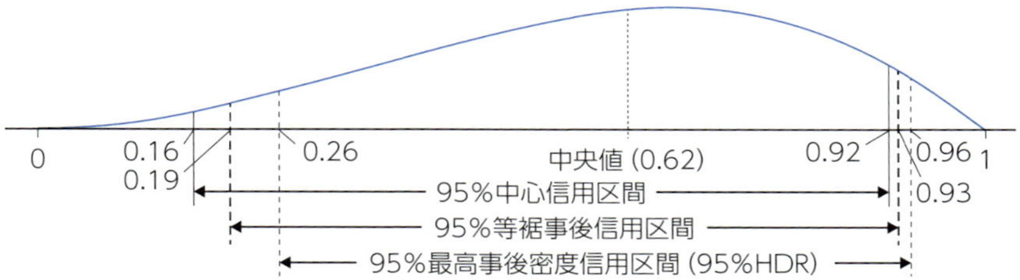

図 4-2　事後分布における 3 種類の 95%信用区間
Be(3, 2) の確率密度曲線で 3 種類の 95%信用区間を表示しました．このように左右対称ではない分布では定義の違いによって信用区間の上端下端がそれぞれ異なってくるので注意を要します（値はおおよそ）.

2) 信用区間についての注意

ベイズ統計の区間推定でよく用いられる 95%信用区間は，事後確率分布のどこからどこまでを取るのでしょうか？　95%信用区間には厳密に分けると以下①～③の 3 つの種類があります[3～5].

①95%中心信用区間（central credible interval）

中央値を中心とし，中央値から区間上端までの確率が 47.5%，中央値から区間下端までの確率が 47.5%となります.

②95%等裾事後信用区間（equal-tailed posterior credible interval）

事後確率分布の両裾の部分を 2.5%ずつ除外した区間を指します．計算が簡単です.

③95%最高事後密度信用区間（highest posterior density credible interval）または
95%最高事後密度領域（95% highest posterior density region：95% HDR）

HDR は区間外のどの任意の点よりも確率密度が大きくなる信用区間で，①②よりも区間の幅が狭くなります.

事後分布が正規分布のように左右対称の場合，①②③は同じになりますが，左右対称ではない場合は①と②と③にはずれが生じます（図 4-2）．論文中の 95%信用区間の定義が明記されていない場合，①②③のどれかである可能性があります.

これら前置きしたうえで結果の図（論文の Figure 3C のグラフ：図 4-3）をみてみましょう.

D. ベイズ流オッズ比の解釈

論文の Figure 3C のグラフでは，アウトカムが 28 日までの死亡で，縦軸にオッズ比，横軸に共変量を並べています．PC1，PC2，PC3 はデータを主成分分析で

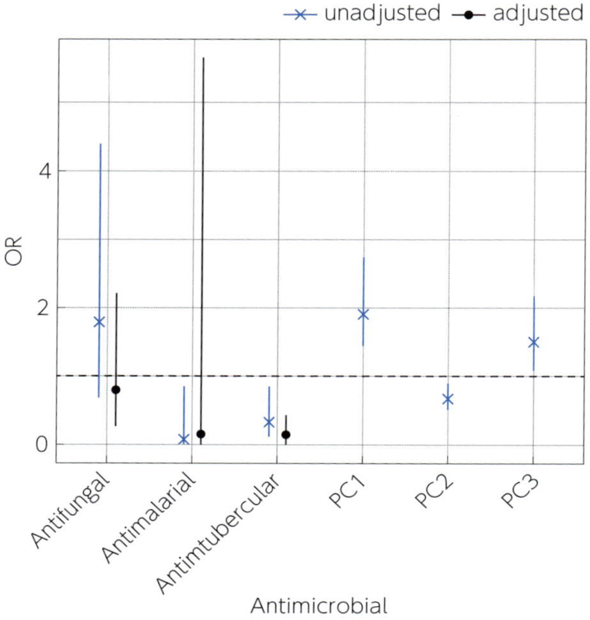

図 4-3　結果の図

まとめた変数で，オッズ比は未調整ですのでここでは取り上げないでおきます．抗結核薬を投与された場合の調整オッズ比は点推定が 0.17，95% CrI が 0.05〜0.49 であり，本研究者は抗結核薬の使用は効果があると考えられるとしています．抗真菌薬と抗マラリア薬の調整オッズ比はそれぞれの信用区間で 1 をまたいでいるので（オッズ比が＜1 と＞1 で解釈が変わるため），本研究者はこの 2 つの結果を重視していないようです．

しかし，事後確率の信用区間の評価には別の解釈も可能で，もし仮に事後確率の分布（マルコフ連鎖モンテカルロ計算により得られたサンプル列を事後確率密度のグラフにしたもの）が**図 4-4** のようなものであった場合（注意：この研究での事後確率の分布が**図 4-4** のようになっているという意味ではありません！），オッズ比が 0 から 1 までの値を取る事後確率は＞50%となり，それなりに意味のある結果である，との解釈もできると思われます．もっともここの解釈と判断は研究者・シミュレーション実施者によると思われるので，結果の読解には注意が必要になってくるでしょう．

従来の頻度論的統計学における信頼区間を用いた区間推定ではオッズ比の場合，区間中に 1 を含んだ場合は統計学的検定で有意ではないことと同値と捉える

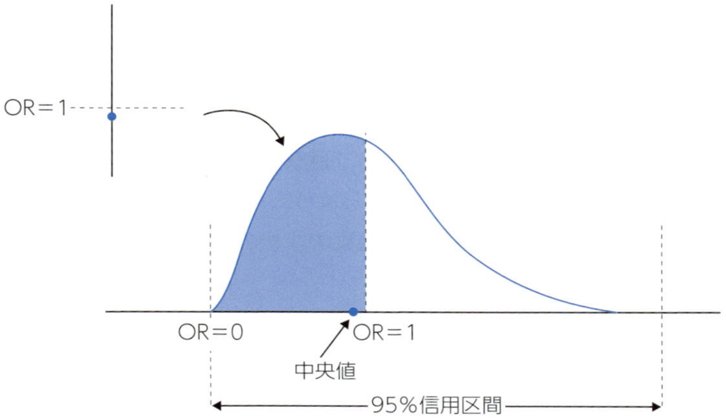

図 4-4　95%信用区間の範囲とその事後確率が取りえる値の解釈について

べきですが，ベイズ推測の場合は必ずしもそうではなくなってきます．この事後確率の信用区間は確率密度をみるとひょっとして**図 4-4** のグラフ曲線のようになっているかもしれません．正確には累積確率（同範囲の曲線下面積）を計算しないといけないのですが，この曲線をみる限り，オッズ比が 0 から 1 の間を取る（イベント発生を低減させる）確率（曲線下の　　　部分の面積）は 50%より多いかもしれません（「やぶにらみ」かもしれませんが）．そうなるとこの共変量はイベント発生を増加させるのか/減少させるのかで考えると，減少させると判断することもできます．ここがいささかといいますか，主観的なところがあるのでベイズ推測は説明がむずかしいところがあるといえます．

E. その他

この研究ではベイズ流ロジスティック回帰分析だけではなく，先述の主成分分析に加えて Kaplan-Meier 法や Cox 回帰など従来の非ベイズ流の解析手法も用いています．1 つの論文で何から何までベイズ流手法一辺倒でなくてはならない，というわけでもなさそうです．

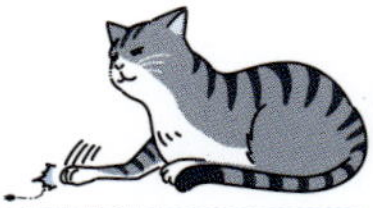

まとめ

- 回帰式の変数選択の方法・マルコフ連鎖モンテカルロシミュレーションの設定についての記載を確認しましょう.
- 研究者による信用区間の定義と結果の解釈の仕方についての記載を確認しましょう.

■ ベイズ流ロジスティック回帰モデルを使った他の論文 ■

① Estcourt LJ, et al.：Effect of convalescent plasma on organ support-free days in critically Ⅲ patients with COVID-19：A randomized clinal trial. JAMA 2021；326：1690-1702.
doi：10.1001/jama.2021.18178.

② Goligher EC, et al.：Effect of lowering VT on mortality in acute respiratory distress syndrome varies with respiratory system elstance. Am J Respir Crit Care Med 2021；203：1378-1385.
doi：10.1164/rccm.202009-3536OC.

③ Yuan K, et al.：Association of glycemic gap with stroke recurrence in patients with ischemic stroke. J Diabetes 2023；15：714-723.
doi：10.1111/1753-0407.13432.

■文　献

1）竹下　恵：ロジスティック回帰モデル．豊田秀樹（編），マルコフ連鎖モンテカルロ法．朝倉書店，2008：90-93.
2）丹後俊郎，他：ロジスティック回帰モデル，ロジスティック回帰分析― SAS を利用した統計解析の実際．朝倉書店，1996：47-51.
3）渡部　洋：ベイズ統計学入門．福村出版，1999：88-94.
4）繁枡算男：ベイズ統計入門．東京大学出版会，1985：42-50.
5）安道知寛：ベイズ統計モデリング．朝倉書店，2010：34-36.

2 ベイズ流Cox回帰モデルを用いたスタディ

POINT

- Cox回帰モデルではマルコフ連鎖モンテカルロ法を用いてハザード比のベイズ推測が行われます．
- ハザード比の事後確率にしきい値を設定して意思決定（治療の継続または中止の判断）を行うことが可能となります．

1. Cox回帰モデルについてのおさらい

Cox回帰モデルは別名を比例ハザードモデルともよばれており，Kaplan-Meier法と並んで生存時間分析でおもに用いられています．イベント発生までの期間をアウトカムとした場合の，ランダム化比較試験（randomized controlled trial：RCT）など介入試験を含むコホート研究に用いられます．

一般に，式は以下の形を取ります．

$h(x, t)=h_0(t)\exp(a_1x_1+a_2x_2+\cdots+a_nx_n)$

$h(x, t)$：時間 t における x についてのハザード

$h_0(t)$：ベースラインハザード関数

回帰式部分 $a_1x_1+a_2x_2+\cdots+a_nx_n$ の各係数 $a_1, \cdots, a_n$ はそれぞれの説明変数 $x_1, \cdots, x_n$ の，ハザード（時間 t における瞬間的なイベントの発生率．ハザード率ともいいます）を示します．

介入群が対照群（プラセボ群など）と比べてアウトカムに対する影響度がどれくらいかを調べるために，ハザード比を計算します．介入群（Intervension）で説明変数 $x_1=1$，対照群（Control）で説明変数 $x_1=0$ とすると，

介入群：$h(x_{Intervention}, t)=h_0(t)\exp(a_1+a_2x_2+\cdots+a_nx_n)$

対照群：$h(x_{Control}, t)=h_0(t)\exp(a_2x_2+\cdots+a_nx_n)$

となり，説明変数 x_1 についてのハザード比は

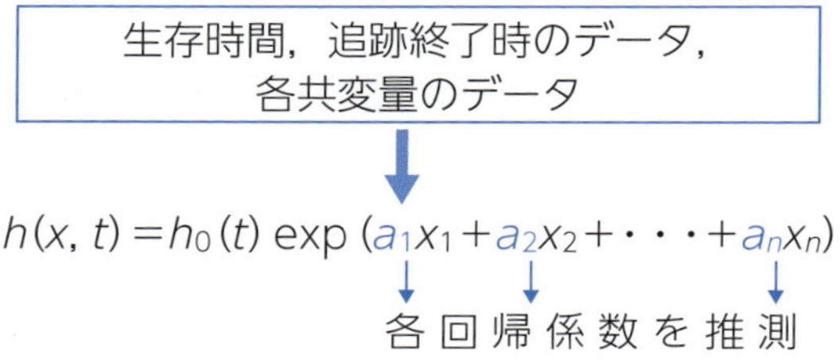

図 4-5　マルコフ連鎖モンテカルロ法による Cox 回帰のベイズ推測のイメージ

$$\frac{h(x_{Intervention}, t)}{h(x_{Control}, t)} = \exp(a_1)$$

で計算されます．

ハザード比が 1 の場合はいうまでもなく，介入群と対照群で説明変数 x_1 についてはアウトカムに及ぼす影響の差はないことになります．通常の頻度論的仮説の検定（Wald 検定など）でハザード比が有意でなかった場合（帰無仮説を保持する場合）の信頼区間は，1 をまたいだものになります．ここまではどの成書にも記載があると思います．

2．ベイズ流 Cox 回帰モデル

Cox 回帰モデルについても，マルコフ連鎖モンテカルロ法によるベイズ推測が考案されています[1, 2]．その際に用いられる観測データは，生存時間（イベント発生までの時間），追跡終了時のデータ（打ち切りあり・なし），各共変量（説明変数）のデータです．

図 4-5 のように回帰式部分の各回帰係数 (a_1, ・・・, a_n) についての推測が行われます．

3．実際の事例

では臨床試験ではどのように用いられるのでしょうか？　実際の研究を例として解説します．

「イギリスにおける早期 SARS-CoV-2 感染の未接種およびワクチン接種患者におけるモルヌピラビルとプラセボの比較（AGILE CST-2）：無作為化，プラセボ対照，二重盲検，第 II 相試験」

原題：Molnupiravir versus placebo in unvaccinated and vaccinated patients with early SARS-CoV-2 infection in the UK（AGILE CST-2）：a randomised, placebo-controlled, double-blind, phase 2 trial.

（Khoo SH, et al. Lancet Infect Dis 2023；23：183-195）
doi：10.1016/S1473-3099（22）00644-2

より多数の患者に対して第 III 相臨床試験を実施するため，前段階の第 II 相では薬剤の有効性と安全性を評価します．有害性の出現を考慮し少数の被験者で実施される第 II 相試験に，ベイズ推測は頻度論的統計解析よりも適しています．

概　要

ワクチン接種済み，または，ワクチン未接種である COVID-19 感染者について，COVID-19 感染症治療のための経口投与型抗ウイルス薬であるモルヌピラビルの抗ウイルス活性を検証した研究で，無作為に割り当てたプラセボ群とモルヌピラビル投与群の 2 群を比較し，モルヌピラビルの有効性の評価を行った．

方　法

被験者の登録・割り当てと解析

被験者は，発症から 5 日以内の軽度から中等度の COVID-19 感染が確認された成人（18 歳以上）の外来患者．モルヌピラビル投与群とプラセボ群に各々 12 時間ごとに 800 mg を 5 日間投与し，ランダム化を行い，29 日目まで追跡．1 次解析では 60 人がモルヌピラビル投与群 30 人，プラセボ群 30 人のいずれかに無作為に割り当てられ，29 日目までの追跡後に中間解析が行われた．2 次解析として，さらに 120 人がモルヌピラビル投与群 60 人，プラセボ群 60 人のいずれかに無作為に割り当てられ，29 日目までの追跡後に 2 回目の中間解析が行われた．

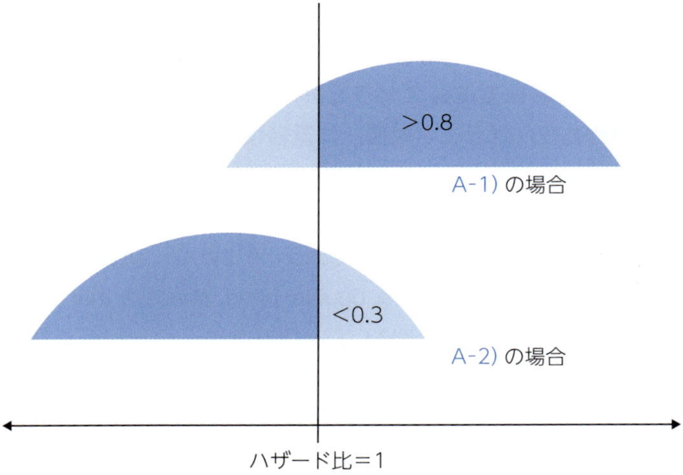

図 4-6　ハザード比の事後確率をもとにした試験を続けるかどうかの判断基準のイメージ

無理やり視覚化を行い，例として山状のものをハザード比の事後確率密度とします．A-1) でハザード比 > 1 である事後確率が 0.8 を超える場合というのは，図の上方の山の濃い部分の面積が山全体の 80%を超えていることを指します．A-2) でハザード比 > 1 である事後確率が 0.3 未満である場合というのは，図の下方の山の薄い部分の面積が山全体の 30%を下回っていることを指します

A. ベイズ流 Cox 回帰モデルがどのように使われているか

COVID-19 の PCR 陰性化までの時間を主要なアウトカムとして，ハザード比をベイズ推測しています．がん治療などのイベント発生までの時間が長くなるほうが望まれる研究ではなく，モルヌピラビル投与によってイベント発生（ウイルスの消失）までの時間が短くなることを想定しているはずなので，ここでのハザード比は $\frac{h(x_{Intervention}, t)}{h(x_{Control}, t)}$ ではなく，$\frac{h(x_{Control}, t)}{h(x_{Intervention}, t)}$ で計算されていると解釈すべきでしょう．中間解析（interim analysis）を 2 回行い，その時点でのハザード比の推測範囲により試験を続けるかどうかの判断基準にしています．判断基準のイメージを図 4-6 に示します．

● 1) ハザード比 > 1 である事後確率が 0.8 を超える場合，モルヌピラビルの試験をさらに続ける

この場合は「モルヌピラビルがプラセボに劣っていることはない」と判断することになります．ハザード比が 1 以下になる（モルヌピラビルがプラセボよりも

有効ではない）確信度（事後確率）が 0.2 以下はあることになりますが，ベイズ流の判断では，しきい値の範囲での確信度をもとにした意思決定がよく行われます．しきい値をどのように設定するか？　なぜ 0.8 なのか，0.85 でも 0.9 でも 0.95 でもよいのではないかという議論があると思いますが，研究者がしきい値を先験的に決定し開始前に研究計画に明記しておくべきです．

● 2）ハザード比＞1 である事後確率が 0.3 未満であった場合，無益として研究を中止する

この場合は，ハザード比が 1 以下になる（モルヌピラビルがプラセボよりも有効ではない）確信度（事後確率）は 0.7 以上になり，「モルヌピラビルはプラセボより優れていない」と判断することになります．ハザード比＞1 である事後確率が 0.5 を切った場合，いわゆる五分五分状態以下の確信しかもてないことになるので，もしあらかじめ研究計画で，ハザード比＞1 である事後確率がたとえば 0.4 や 0.45 で試験を中止する判断基準が定められていても，ベイズ流の判断では一概に間違っているともいいにくいと思います．この 0.3 という値も研究者によって先験的に決められます．

B. 結　果

ベイズ流 Cox 回帰モデルでは，ハザード比＞1 となる事後確率が，1 次解析の 60 人の中間分析では 0.759，2 次解析の 120 人では 0.535 で，試験継続（第 III 相の実施）を推奨する 0.8 を下回っていました．しかし，全体（Overall）で事前情報に無情報事前分布を用いた場合，ハザード比の推測値は 1.30（95% CrI：0.92–1.71）であり（図 4-7），ハザード比＞1 となる事後確率は 0.947 となったとされています．論文では事後確率曲線が明示されていませんが，図 4-7 の 1 番下（Overall）の 95%信用区間をみる限り，ハザード比＞1 となる事後確率（確信度）は 0.8 を超えているようです．

このように，ベイズ流 Cox 回帰モデルを用いて通常の Cox 回帰モデルのように各説明変数におけるハザード比の推測が行えます．さらに帰無仮説と対立仮説のうちどちらかを取るという選択ではなく，たとえば，しきい値を定めて事後確率をもとに判断するといった意思決定の要素をベイズ流は含むため，試験のフェーズを進行させるか否かの判断を求められる治験や臨床試験においてベイズ統計はよく用いられるようになっています．

C. その他

①第 II 相試験であることから，もちろんこの研究は有害事象についても調査

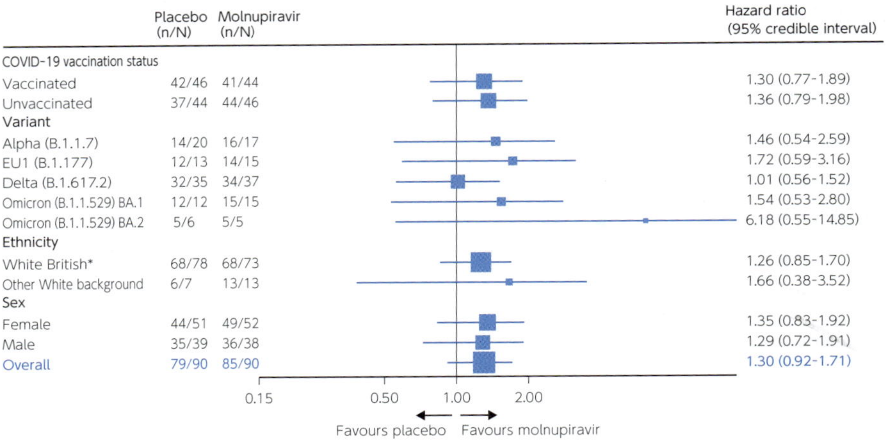

図 4-7　プラセボ対モルヌピラビルのハザード比（95%信用区間）

頻度論的統計解析の検定で示される 95%信頼区間では，ハザード比が 1 をまたいでいる場合は有意ではないことと等価であると解釈されますが，ベイズ推測の信用区間ではハザード比が 1 を超える事後確率（確信度）がどれくらいあるかが結果の解釈とその後の意思決定に重要です．
〔Khoo SH, et al. Lancet Infect Dis 2023；23：183-195〕

され，詳細は省きますがモルヌピラビルの許容性は良好であったと結論付けられています．

②この研究では，想定される臨床指標の差と検出力を考慮し，サンプルサイズをあらかじめ最大 180 と設定しています．ベイズ推測でもサンプルサイズを設定している理由として，本章 3 - 3 - 4 で後述するようにタイプ I エラー（第 1 種の過誤）増大への対処が考えられます．解析を 2 回している（最初の 60 人と次の 120 人について）ため[脚注 4-1]，検定ではありませんが意思決定を少なくとも計 2 度行っていることになり，タイプ I エラーの増大を考慮した可能性があります．別の理由として，実際にはベイズ流 Cox 回帰以外にも通常の生存解析（非ベイズ流 Cox 回帰と Kaplan-Meier 法）を同時に行っているから，ということもあげられます（本書では紹介しておりませんが）．サンプルサイズの計算には頻度論的な手法をそのまま流用する場合と，ベイズ流に計算する場合がありえますが，後者は用いたモデルごとの計算が必要ですが，本書では割愛いたします．

脚注 4-1)　蛇足ながら，ここで解析を 2 度に分けて行わず，被験者を登録次第，群への割り当てをどんどん行って「連続的に」推測を行った・最終的な症例数の解析をもってして結果とした！（と主張できる）場合は，タイプ I エラーの増大を考慮しないで済むのではないかと考えられます．

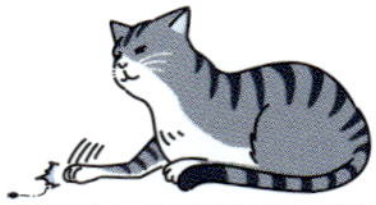

まとめ

- ベイズ流手法により，少数のサンプルサイズで生存時間アウトカムを推測することができます.
- ハザード比の事後確率を直接計算することにより，あらかじめ設定したしきい値にもとづく意思決定を行うことができます.

■ ベイズ流 Cox 回帰モデルを使った他の論文 ■

① Pahlevani V, et al.：Determination of the risk factors for breast cancer survival using the Bayesian method, Yard, Iran. Adv Biomed Res 2021；10：35.
doi：10.4103/abr.abr_152_19.

② Watanabe K, et al.：Association between sitting time at work and the onset of major depressive episode：a 1-year prospective cohort study using the Bayesian regnession. BMC Public Health 2021；21：1960.
doi：10.1186/s12889-021-12059-y.

③ Kiplimo R, et al.：Longitudinal-survival models for case-based tuberculosis progression, Front Public Health 2021；9：543750.
doi：10.3389/fpubh.2021.543750.

■文　献

1）安道知寛：生存時間解析モデリング．ベイズ統計モデリング．朝倉書店，2010：156-163.
2）Lesaffre E, et al.：Survival analysis.In：Bayesian Biostatistics. Willy, 2012：394-406.

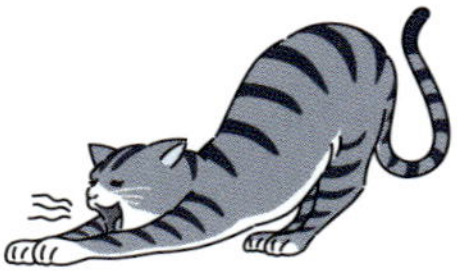

3 ベイズ流アダプティブデザイン

1 アダプティブ用量探索（用量漸増）デザイン

POINT

- アダプティブデザインにもベイズ流手法は用いられています．
- 事後確率にしきい値を設けることによって，アダプティブデザインにベイズ統計の意思決定を導入することが可能です．

1．アダプティブデザインとは？

アダプティブデザイン（adaptive design）は，臨床研究や治験のデザイン手法の1つで，試験の進行中に蓄積されるデータや中間結果に基づいて，試験のプロトコルを修正または調整することを可能にする方法です．アダプティブデザインによって研究計画の改善や最適化，リソースの節約や期間短縮などの効率化，リスク最小化を促進することが可能になります．

2．アダプティブデザインにはどのようなものがありますか？

①アダプティブ用量探索（用量漸増）デザイン（adaptive dose finding (escalation) design）

試験の途中で用量を増減することにより，その薬物の毒性の評価と適切な用量を特定します．

②アダプティブランダム化デザイン（adaptive randomization design）

被験者を複数の治療群に割り当てる際のランダム化比率を試験中に調整することによって，効果の高い群に被験者をより多く割り当てるように調整します．

③アダプティブ群逐次デザイン（adaptive group sequential design）

試験の途中で予定された中間解析を行い，中間解析の結果から有効・無効が早期に特定された場合に試験を中止します．

④アダプティブ治療切り替えデザイン（adaptive treatment-switching design）

中間解析に基づいて，最初に割り付けた群の治療法を途中で切り替えることを容認します．統計解釈に難を生じやすいです．

⑤バイオマーカーアダプティブデザイン（biomarker adaptive design）

早期に効果測定可能な代用バイオマーカー，効果予測バイオマーカーなどバイオマーカーを用いて評価を行います．

⑥アダプティブ仮説デザイン（adaptive hypothesis design）

中間解析の結果に基づいて，試験の進行中に仮説を変更することを可能とします．

ここではベイズ的手法がよく用いられる①アダプティブ用量探索（用量漸増）デザインについて述べます．その次に②③についても解説します．

3．用量探索（用量漸増）デザインについてのおさらい

臨床試験の第I相では，新しい治療薬について安全性の評価と，安全で効果的な用量の範囲を特定することが行われます．たとえば，用量が不足している場合は治療の効果が得られず，逆に用量が過剰である場合は有害作用や有害事象の発現が増加しうるため，いずれの場合も患者に多大な不利益を与えてしまいかねません．ここで求められた用量の範囲は，その後の段階の試験で用いられる用量データの基盤となるため，試験を適切に進めるために大変重要です．

※用量とよく似た用語に投与量がありますが，用量探索（漸増）デザインでは英語にdoseが用いられていますので，ここでは投与量（dosage）ではなく用量（dose）を用いることにします．

4．従来の用量増減デザイン：3+3法とその弱点

第I相試験で従来から行われている方法に，3+3法があります．最初に3人の患者に対し，可能な最低量の投与から試験を開始します．毒性の発現がなかった場合には，次に増量された用量を投与します．3人中1人に毒性の発現があった場合には追加の3人に同じ用量が投与され，追加の3人に毒性の発現がなかった場合に，次に増量された用量を投与します．6人のうち毒性発現が2人以上の場合，試験を終了し，計2人以上に毒性が発現した用量の1段階低い用量を最大用量とします．

3+3法の利点は簡便で理解されやすい点にあります．しかしその反面，明らかに低い用量から投与が始まる場合は効果の発現しない無用な（無意味な）治療

をある期間，その患者に提供しているというリスクが常に付きまといます．また，治療薬の毒性発現を確率によって判断することがないため，真実の最大用量（毒性がないか，または許容できる範囲で最大の効果を得られる用量）を下回る用量が最大用量として選択されてしまう恐れが否定できません．これはがんなどの他に有効な治療法のない患者が潜在的に得られる利益を損なうことになりえます．同時に，第I相試験の実施には厳しい制約があり，標準の倫理的配慮に従って実施されなければなりません．

用量探索（用量漸増）デザインについても，ベイズ的な意思決定手法が取り入れられています．古典的に知られているのはO'Quigleyの方法（継続的再評価法）[1]ですが，変数と積分と近似がやたら出てくるので，ここではより簡便なJiらの方法を示します．

5. モデルの前提

以下のように定めます．

①起こりえる現象は，患者が「毒性を発現する」と「毒性を発現しない」の2通り．
②用量毒性関数は，用量の増加につれて毒性発現の確率も単調に増加する．
③用量はいくつかの段階でレベル分けをする（段階はあまり多くしない）．各段階はさらに細分化をしない．
④判断はE「用量を増やす（Escalate）」，S「用量を変えない（Stay）」，D「用量を減らす（De-escalate）」の3通り．
⑤Eの判断をした場合，用量を1段階増やし，Dの判断をした場合，用量を1段階減らす．
⑥投与開始は設定した各レベルのうち真ん中の下あたりから始める．

ではベイズ流アダプティブ用量探索（用量漸増）デザインを述べた実際の論文をもとに，その方法を解説しましょう．

「毒性確率間隔に基づく第Ⅰ相臨床試験における用量決定」

原題：Dose-finding in phase I clinical trials based on toxicity probability intervals.

(Ji Y, et al. Clin Trials 2007；4：235-244)
doi：10.1177/1740774507079442.

まず，その薬物の P_T＝MTD（最大耐用量）の毒性発現確率を設定します．

MTDは，許容できない毒性の有無を指標として，許容性のある最大用量と定義されます．実際の臨床試験では，P_T＝0.3付近の用量をMTDと定義することが多いようです[2)]．

薬物の用量を前提③の通り，話を簡単にするためここでは d_1，d_2，d_3，d_4 の4段階とします．d_1，d_2，d_3，d_4 のいずれの量でも毒性を発現する確率があり，その確率をそれぞれ p_1，p_2，p_3，p_4 とし，

用量 d_1 を，n_1 人の被験者に投与したとき，x_1 人に毒性発現
用量 d_2 を，n_2 人の被験者に投与したとき，x_2 人に毒性発現
用量 d_3 を，n_3 人の被験者に投与したとき，x_3 人に毒性発現
用量 d_4 を，n_4 人の被験者に投与したとき，x_4 人に毒性発現

とします．

(p_1, d_1, n_1, x_1) と (p_2, d_2, n_2, x_2)，(p_3, d_3, n_3, x_3)，(p_4, d_4, n_4, x_4) の間には互いに関係はないものとします．

求めたいのは p_1, p_2, p_3, p_4 の事後確率です．

この場合のベイズの公式は，

$$P(p_1, p_2, p_3, p_4 | x_1, x_2, x_3, x_4) = \frac{P(x_1, x_2, x_3, x_4 | p_1, p_2, p_3, p_4)}{P(x_1, x_2, x_3, x_4)} P(p_1, p_2, p_3, p_4)$$
$$\propto L(x_1, x_2, x_3, x_4 | p_1, p_2, p_3, p_4) P(p_1, p_2, p_3, p_4)$$

となり，

尤度関数 $L(x_1, x_2, x_3, x_4 | p_1, p_2, p_3, p_4) \propto \prod_{i=1}^{4} p_i^{x_i}(1-p_i)^{n_i - x_i}$

となります．

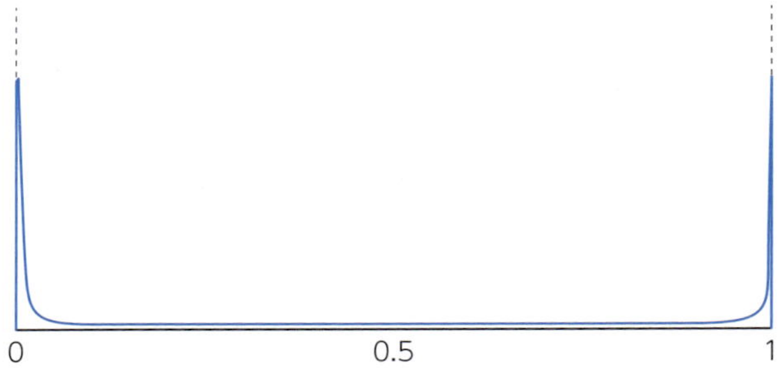

図 4-8　Be(0.005, 0.005) の確率密度曲線
横軸が p_1

$$P(p_1, p_2, p_3, p_4 | x_1, x_2, x_3, x_4) = C\prod_{i=1}^{4} p_i^{x_i}(1-p_i)^{n_i-x_i} P(p_1, p_2, p_3, p_4)$$
$$= Cp_1^{x_1}(1-p_1)^{n_1-x_1} p_2^{x_2}(1-p_2)^{n_2-x_2} p_3^{x_3}(1-p_3)^{n_3-x_3} p_4^{x_4}(1-p_4)^{n_4-x_4} P(p_1, p_2, p_3, p_4)$$

(C は数式の左辺＝右辺を満たすための定数)

と複雑な式になりますが，今，推測の対象として p_1 に着目します．

先に述べた「(p_1, d_1, n_1, x_1) と (p_2, d_2, n_2, x_2)，(p_3, d_3, n_3, x_3)，(p_4, d_4, n_4, x_4) の間には互いに関係はない」というのはこのなかのある変数を表す式があったとして，その式のなかには互いの変数を含まないということです．

となると，(p_1, d_1, n_1, x_1) からみた (p_2, d_2, n_2, x_2)，(p_3, d_3, n_3, x_3)，(p_4, d_4, n_4, x_4) はただの定数になり，一気に省略（他書では「積分消去」などの言い方をします）してもよいことになります．

となると

$$P(p_1 | x_1) = C_1 p_1^{x_1}(1-p_1)^{n_1-x_1} P(p_1)$$

となります．

これは第 2 章で述べた二項分布の生起確率 p のベイズ推測〔自然共役事前分布がベータ分布 Be(α, β) である〕ですね．

Ji らは事前確率 $P(p_1)$ の母数 α, β の初期値をそれぞれ 0.005, 0.005 としています（図 4-8）．

この場合，まだ観測値が得られていないときの事前分布は，これから観測されるであろう事象が「起こらない ($p_1=0$)」か「起こる ($p_1=1$)」かの 2 択が最も考えやすく，$p_1=0$ または $p_1=1$ の値またはその付近の値を取る確率が最も高くなります．p_1 がたとえば 0.3 とか 0.6 とかといった途中の「中途半端な」値を取る可能性は大体一様で差が乏しくて低いものであると考えると，この Be(0.005, 0.005) という設定は妥当であるといえます．

よって，n_1 人の被験者に対し d_1 の用量を投与し，x_1 人に毒性が発現したときの p_1 の事後確率 $P(p_1|x_1)$ は，$\mathrm{Be}(0.005+x_1, 0.005+n_1-x_1)$ となります．

p_2，p_3，p_4 に着目したときも p_2，p_3，p_4 の事後確率 $P(p_2|x_2), P(p_3|x_3), P(p_4|x_4)$ は同様に，それぞれ，

$$\mathrm{Be}(0.005+x_2,\ 0.005+n_2-x_2),\quad \mathrm{Be}(0.005+x_3,\ 0.005+n_3-x_3),\quad \mathrm{Be}(0.005+x_4,\ 0.005+n_4-x_4)$$

となります．

6. 用量割り当てルール

p_1，p_2，p_3，p_4 は，生起確率ですのでそれぞれ 0 から 1 までの値を取ります．

モデルの前提④のように，判断は E「用量を増やす」，S「用量を変えない」，D「用量を減らす」の 3 通りで，被験者に毒性が発現する・しないの結果（観測値）から得られた $P(p_1|x_1), P(p_2|x_2), P(p_3|x_3), P(p_4|x_4)$ の値をもとに E か S か D を選びます．

判断基準として，2 つのしきい値，P_T-K_1 と P_T+K_2 を決めます．

では，n_2 人の被験者に用量 d_2 を投与して x_2 人が毒性発現したときの事後確率 $=P(p_2|n_2)$ の確率密度関数の曲線が図 4-9，4-10，4-11 のいずれかになったとしましょう．確率は曲線下面積で表されます．

この場合，p_2 が，

・0 から P_T-K_1 の間の値を取る事後確率が最も大きい場合：次の被験者は用量を増やします（E）（図 4-9）．

・P_T-K_1 から P_T+K_2 の間の値を取る事後確率が最も大きい場合：次の被験者は用量を変えないです（S）（図 4-10）．

・P_T+K_2 から 1 の間の値を取る事後確率が最も大きい場合：次の被験者は用量を減らします（D）（図 4-11）．

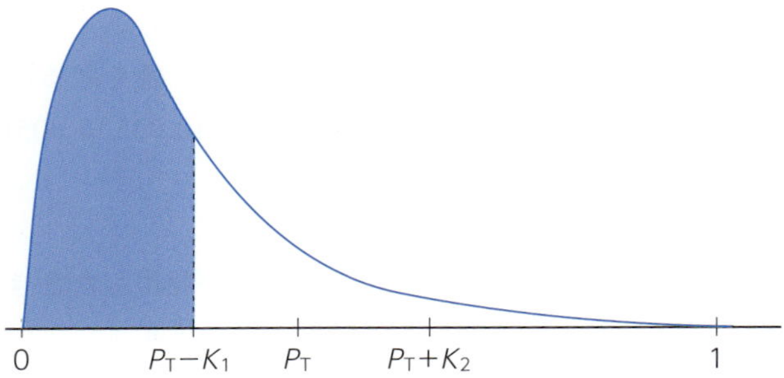

図 4-9　$0<p_2<P_T-K_1$ の事後確率（　）が最も大きい場合は増量（E）

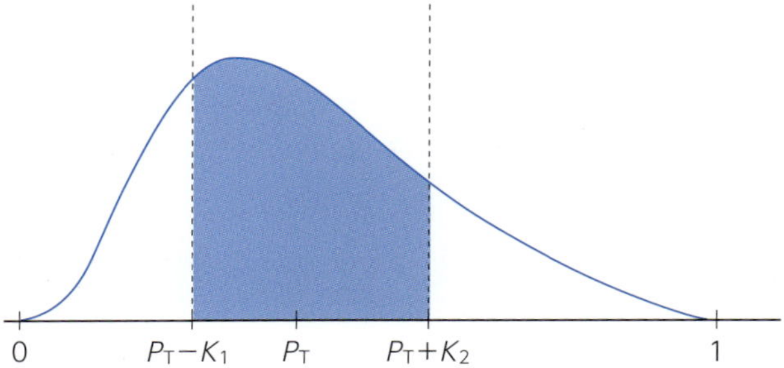

図 4-10　$P_T-K_1<p_2<P_T+K_2$ の事後確率（　面積）が最も大きい場合は用量不変（S）

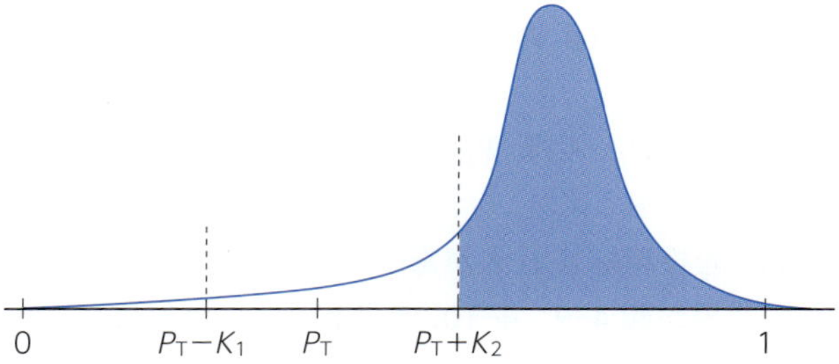

図 4-11　$P_T+K_2<p_2<1$ の事後確率（　面積）が最も大きい場合は減量（D）

こうして被験者に投与→毒性が発現した・しないを観測→事後確率の値がどの 3 つの区間で最大になるかで次の患者への D（用量を 1 段階減らす）・S（用量を変えない）・E（用量を 1 段階増やす）を選択する，を繰り返します（**図 4-12**）.

このようにして，ベイズ流用量探索（用量漸増）デザインでは毒性発現の確率 $p_i(i=1, 2, 3, 4)$ を事後確率で推測でき，観測データを蓄積させて推測することができます.

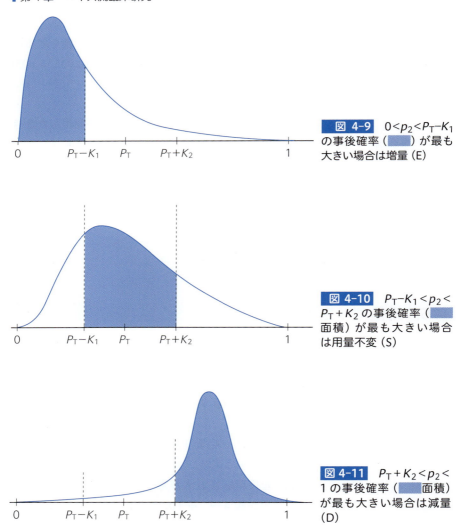

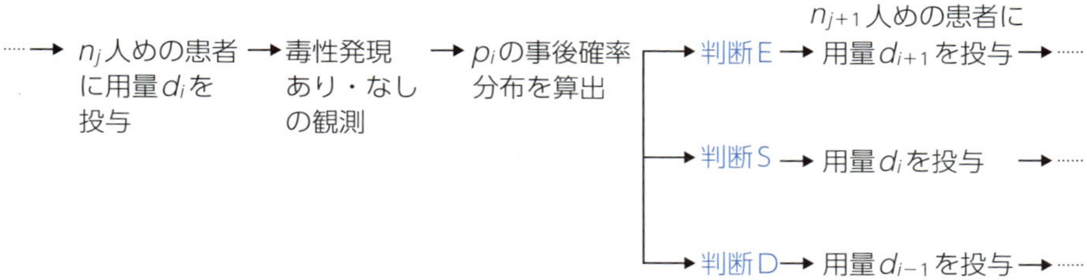

図 4-12　ベイズ流用量探索（用量漸増）法の例

7. 除外ルール

ただし，ある段階の用量（d_uとしましょう）を投与した観測値をもとに，そのときのp_uの事後確率$P(p_u|x_u)$からDを判断したとします．そのとき，P_T+K_2から1の間の値を取る事後確率があまりにも大きい場合（たとえば0.95以上とか），その段階の用量を投与することは明らかに危険です．よって，そのような現象が観測された場合は，用量d_uと前提②（用量の増加につれて毒性発現の確率も単調に増加する）からd_uよりも高い段階の用量の投与は以後放棄するべきです（図 4-13）．

8. 例外ルール

患者数があまりにも少ない場合，たとえば各用量$d_i(i=1, 2, 3, 4)$で1人目の被験者に投与した結果がいきなり毒性を発現した場合，事後確率分布はどの用量においてもBe(0.005, 0.005+1)となり（図 4-14），前述の除外ルールを適用してその用量以上の用量を投与することは放棄されてしまうことになります．

事前分布であるベータ分布の性質上，母数（観測回数）が1の付近など少ない場合は曲線に大きな挙動を示すので（図 4-15），一度の用量で2人以上の被験者に毒性発現が観測された場合に除外ルールを適用することになります．

9. 備考というか問題

A. 参加してもらう患者人数について

観測値により事後確率が更新されるというベイズ推測の考えによると，$p_i(i=1, 2, 3, 4)$の事後確率の推測値が安定するまで（事後確率曲線が観測値の更新によ

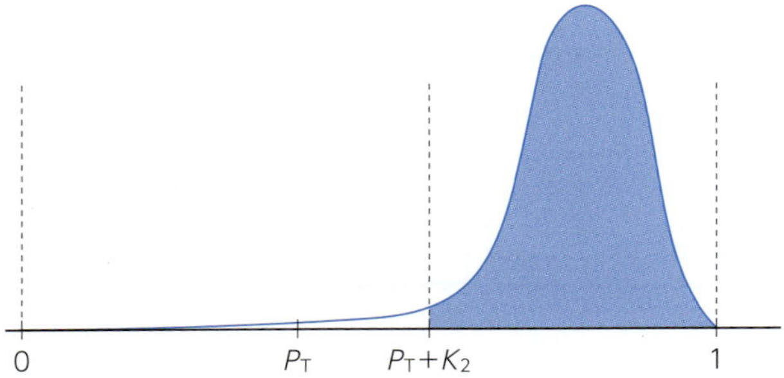

図 4-13　$P_T+K_2<p_2<1$ の事後確率（■面積）が >0.95 の場合
そのときの段階の用量は以後選択から外す

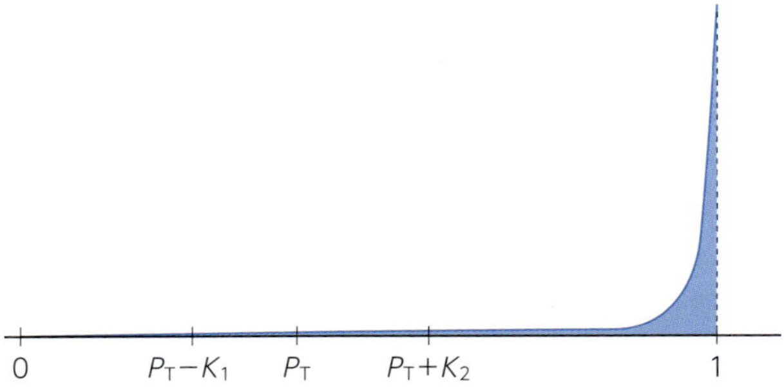

図 4-14　各段階で 1 人目の患者にいきなり毒性が発現した場合
除外ルールに従いこのままこの用量を選択から破棄するのは事前分布であるベータ分布の性質を考えると慎重に判断する必要があります

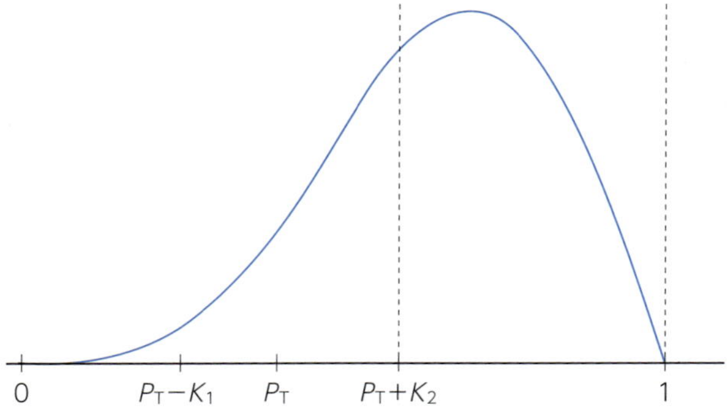

図 4-15　ある用量段階で毒性発現あり 3 人，なし 2 人の場合
この P_T，K_1，K_2 の設定ですと判断は D．観測回数が少ないときは 1 人 1 人の毒性発現あり・なしの結果によって $p_i (i = 1, 2, 3, 4)$ の挙動が大きく変わることに注意が必要です

り大きく変化しなくなるまで）試験は続けられます．その際，サンプルサイズが最大数に達して試験が終了することや，除外ルールで当該段階の用量の選択が破棄されるなど，用量の選択肢が減少することも含まれるでしょう．この論文では第I相臨床試験を取り扱っているので，第I相試験の期間をどのくらい取れるかにもよると思われます．

B. 種々の値の設定について

最後に，P_T，d_i，K_1，K_2 の値をどうしたらよいでしょうか？　まず P_T の設定値に 0.3 付近の値がよく用いられることを述べました．しかし 0.2 と設定している研究もあるようです．

次に，各用量 $d_i (i=1, 2, 3, 4)$ の値を設定しなければなりません．今までの経験（既存の文献）や手元のデータ（予備試験やこれまでの臨床データ，類似した薬物のデータ）をもとに決める（外挿する）などが考えられます．近年では，数学モデルを取り入れたファーマコメトリックモデリング・シミュレーションを臨床試験の前に用い，よりあてずっぽうになる可能性の少ない，一定の妥当性を持たせた用量の設定を行う方法が発展しつつあります[3)]．

そして，最も訳のわからない（？）K_1 と K_2 の設定についてです．E，S，D の判断を選択する際に必要な区間のしきい値 P_T-K_1 と P_T+K_2 は，それぞれグラフ横軸における P_T からの距離を表しています．K_1 が K_2 よりも大きいときは，意思決定に E を選択する確率が下がり，D が選択されやすくなることでより保守的・慎重な用量選択を行うデザインとなります（図 4-16）．K_2 が K_1 よりも大きいときは，（もちろん毒性発現の回数にもよりますが）意思決定に D を選択する確率が下がり，E が選択されやすくなることで MTD 近くへの用量選択が早く行われるデザインとなります（図 4-17）．Ji らは $K_1=1.5\times$［$p_i (i=1, 2, 3, 4)$ の事後確率分布の標準偏差］，$K_2=1\times$［$p_i (i=1, 2, 3, 4)$ の事後確率分布の標準偏差］を推奨していますが，同時に研究者の判断で K_1 と K_2 の値を設定すべきであると述べています．

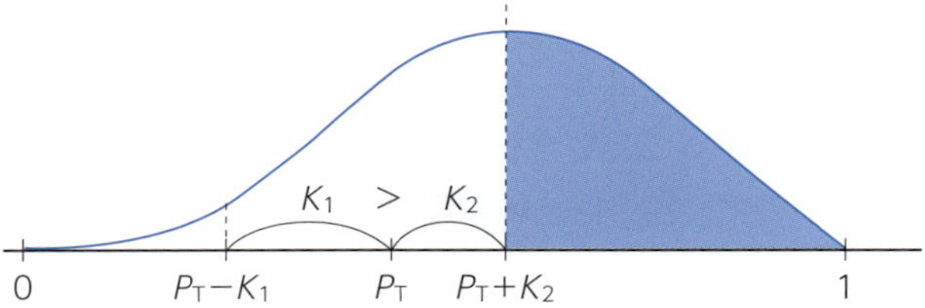

図 4-16　$K_1>K_2$ だと $P_T+K_2<P<1$ での事後確率（　　面積）が最大になりやすく，D（減量）が選択されやすい慎重な研究デザインになります

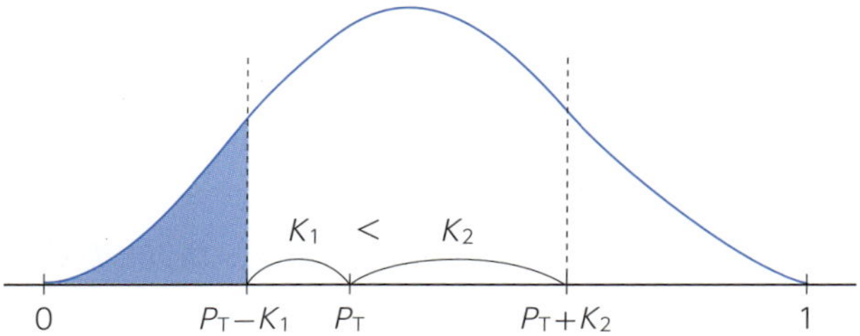

図 4-17　$K_1<K_2$ だと $0<p<P_T-K_1$ での事後確率（　　面積）が最大になりやすく，E（増量）が選択されやすい研究デザインになります

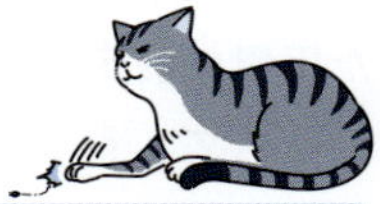

まとめ

- 観測値によって事後確率を直接計算できるベイズ統計手法は，用量探索（漸増）ルールによくあうといえます．

■文　献

1）O'Quigley J et al.：Continual Reassesment Method：A Practical Design for Phase 1 Clinical Trials in Cancer. Biometrics 1990；46：33-48.
2）平川晃弘，他：がん第 I 相試験における 2 剤併用療法の用量探索法：最近の展開．Jpn J Biomet 2013；34：81-97.
3）今井康彦：Model-based Drug Development（MBDD）の現況と展望．RSMP 2016；6：101-108.

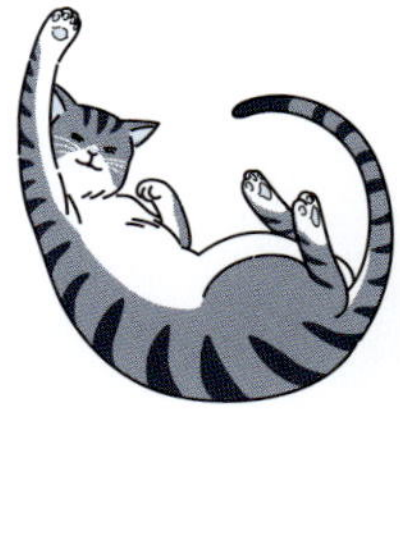

2　アダプティブランダム化デザイン

POINT

- ベイズ流アダプティブランダム化デザインでは事前情報と観測値を用いて少ないデータでも治療群への割り当てを行うことができます．

1. アダプティブランダム化デザインとは

臨床試験において被験者を複数の治療群にランダムに割り当てる場合，従来は1つの群に極端にサンプルサイズが偏らないようにします．たとえば2群の場合には治療群と対照群に，たとえば1対1（200人の被験者ならば100人対100人），といった固定した比での割り当てを行います（これを固定的ランダム化といいます）．割り当て比を固定するのは群間でサンプルサイズに差が生じることによって検出力が低下することを避けるためです．これに対してアダプティブランダム化デザインとは，ランダム化の割り当て比を試験中に調整することを可能にした手法です．

2. アダプティブランダム化デザインが用いられる2つの場合

A. 倫理的な問題となりえる場合

先に述べたように，複数の治療群において試験実施中の効果発現に差が生じた場合，効果発現頻度の明らかに低い群に割り当てられた被験者は効果の高い群よりも，本来ならば受けることができた治療機会の損失を被ることになります．これは多くの患者にとって倫理的に問題となりえます．これを防ぐために近年の治験や臨床試験ではアダプティブランダム化デザインが用いられるようになってきています．つまり，アダプティブランダム化デザインによって，より多くの臨床試験登録者が，より効果のある治療を受けられることになります．

B. 群間のサンプルサイズの差を抑えたい場合

もう1つの例として，群間でサンプルサイズに差が生じないようにするために用いられる場合もありえます．これが具体的に最も想定されるのは被験者の登録が1人，1人，・・・と少人数ずつで逐次行われる場合です．被験者をどの群に割り当てるかは平たくいえば，サイコロを用いて生じた乱数により決められるのですが，理論的にはたとえば 10 人を順次 2 群のいずれかに割り当てる際に割り当て比 1 対 1，乱数で「1」が出れば 1 群，「2」が出れば 2 群を割り当てるとしたとき 1，2，2，1，1，2，1，2，2，1，と「1」または「2」の乱数が 1 対 1 の頻度で出現すれば問題がないです．しかし，実際には乱数が均等に出現するとは限らず，たとえば 1，1，1，1，2，1，1，1，1，1，と割り当て群名「1」「2」の出現が 1 対 1 にならないことが起こりえます．そうなると，被験者数が増えていくにつれてどうしても（研究計画時に決めた）割り当て比を逸脱してしまい，群間でサンプルサイズに差が生じた研究になりかねません．この現象を抑制するためにもアダプティブランダム化デザインが用いられえます[脚注 4-2)]．

この項では A の場合に対して解説します．

3. ベイズ流の割り当てデザイン

アダプティブランダム化デザインについてはベイズ流手法が用いられています．ここでは Giles らの研究をもとに解説します．

「50 歳以上の予後不良な核型の急性骨髄性白血病の未治療患者におけるイダルビシンおよびシタラビン対トロキサシタビンおよびシタラビン対トロキサシタビンおよびイダルビシンの適応的ランダム化研究」

原題：Adaptive randomized study of idarubicin and cytarabine versus troxacitabine and cytarabine versus troxacitabine and idarubicin in untreated patients 50 years or older with adverse karyotype acute myeloid leukemia.

(Giles FJ, et al. J. Clin Oncol 2003；21：1722-1727)

doi：10.1200/JCO.2003.11.016.

イダルビシン＋Ara-C（シタラビン）(IA)（群 0：対照群），トロキサシタビン＋Ara-C（TA）（群 1），トロキサシタビン＋イダルビシン（TI）（群 2）のそれぞれの治療薬投与群（計 3 つの群）について抗がん薬の効果を確かめるために，第 II 相

脚注 4-2)　実際には層別置換ブロック法などによって，無作為に一定の比で各群に割り当てるような工夫がなされます．

試験としてランダム化比較試験を行っています．

この研究デザインでのアウトカムは，治療で寛解（complete remission：CR）が得られるまでの期間[脚注 4-3]です（期間が短ければ短いほど効果が高くなるという解釈です）．ここではCRが得られるまでの期間の観測値を独自に設定しています．

A. デザインの前提

①効果発現あり/なしをアウトカムとする．
②各群のアウトカム発現の仕方は確率分布に従うモデルとする．
③アウトカムの出現はベイズ推測の事後確率で計算され，この結果を用いて割り当てる群を選択する．
④群の割り当てルールをあらかじめ数式と確率で定める．
とします．

B. モデルの設定

図 4-18 に研究デザインを示します．

治療群が群 0（対照群），群 1，群 2 の 3 つのうち，割り当てにどれを選ぶか，群 1 と群 2 それぞれの割り当て確率（ランダム化確率）π_1，π_2 を計算します．ちなみに $\pi_0=1-(\pi_1+\pi_2)$ です．割り当て確率についての式は以下のようになります．

群 1 での効果発現確率 q_1，群 2 での効果発現確率 q_2 とすると
$(0<q_1<1,\ 0<q_2<1)$,

$$\pi_1=\frac{2}{3}\frac{q_1^{\gamma}}{q_1^{\gamma}+q_2^{\gamma}},\quad \pi_2=\frac{2}{3}\frac{q_2^{\gamma}}{q_1^{\gamma}+q_2^{\gamma}}$$

このように q_1 と q_2 の大小で重み付けを行います．

$\frac{2}{3}$ を乗じている理由は，もし $q_1=q_2$，すなわち $\pi_1=\pi_2$ の場合，

脚注 4-3）　論文ではCRに至るまでの期間の中央値を用いていますが，ここでは単に期間としておきます．ただし，後で述べるようにCR発現の確率が指数分布に従うものとした場合，指数分布の母数を λ とするとCRが得られるまでの期間の中央値は，$\frac{\mathrm{Log}2}{\lambda}$ となるので，実際にやっていることはほとんど変わらないと思います．

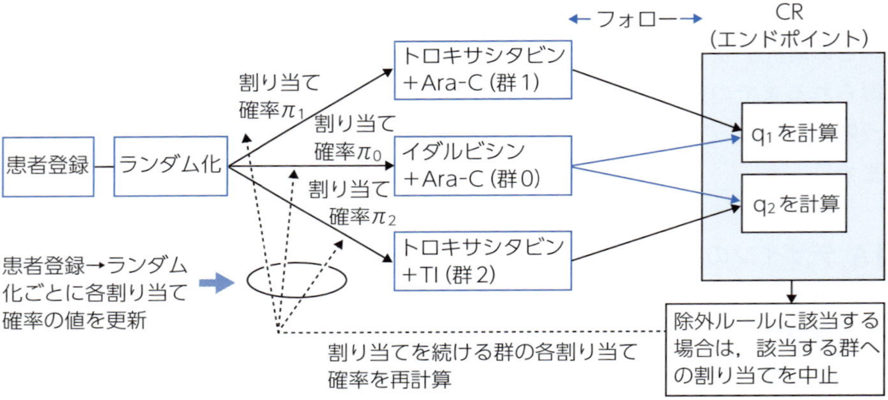

図 4-18　モデル設定時の研究デザイン（ベイズ流アダプティブランダム化デザイン）
各群における観測値（CR に至るまでの期間）をもとに，群 0 に対する群 1 の効果発現確率 q_1，群 0 に対する群 2 の効果発現確率 q_2 を計算し，各群への割り当て確率を動的に変更して行きます．

$$\pi_1=\frac{2}{3}\frac{q_1^\gamma}{q_1^\gamma+q_1^\gamma}=\frac{2}{3}\times\frac{1}{2}=\frac{1}{3},\quad \pi_2=\frac{2}{3}\frac{q_2^\gamma}{q_2^\gamma+q_2^\gamma}=\frac{2}{3}\times\frac{1}{2}=\frac{1}{3}$$

で $\pi_0=\pi_1=\pi_2=\frac{1}{3}$ となるようにするためです．

γ は調整パラメータ（tuning parameter，$0<\gamma$）といいます．$\gamma=1$ でもよいのでしょうけど，γ でべき乗することによって，q_1 と q_2 に差が生じたときに π_1 と π_2 の差の出方を調整するためのものです．

$0<\gamma<1$ のとき，π_1 と π_2 の差はより小さくなって現れやすいです．割り当てルールを保守的なものにしたい場合に採用されます．対して $1<\gamma$ のとき，π_1 と π_2 の差はより大きく出やすくなります．より積極的に動的な割り当てを行う方針の場合が考えられます．Giles らは $\gamma=2$ としています．

C. CR が得られるまでの期間の確率分布

アウトカムは CR が得られるまでの期間であり，Giles らは CR 発現の確率は指数的とみなすと述べていることから，ここでは CR 発現の確率は指数分布に従うものとします[脚注 4-4]．CR が得られるまでの期間＝イベントが起こるまでの期間

脚注 4-4）　ここでは最も簡単なモデルを考えて指数分布にしていますが，指数分布を一般化したワイブル分布でも構わないと思われます．

xとすると，その確率密度関数は，

$$P(x)=\lambda e^{-\lambda x}$$

で表されます．母数λは，ある期間にイベントが起こる平均回数であることから，$\frac{1}{\lambda}$はイベントが1回起こる平均時間であり，今回はこの$\frac{1}{\lambda}$をベイズ推測します（各群はこのλの値がそれぞれ異なることになります）．

指数分布の母数の逆数$\left(\frac{1}{\lambda}\right)$を推測するための事前確率は尺度付き逆ガンマ分布であり，Gilesらも論文で尺度付き逆ガンマ分布を設定しています．

その確率密度関数は，

$$P\left(\frac{1}{\lambda}\right)=\frac{\beta^{\alpha}}{\Gamma(\alpha)}\frac{e^{-\beta\lambda}}{\left(\frac{1}{\lambda}\right)^{\alpha+1}}=\frac{\beta^{\alpha}}{\Gamma(\alpha)}\lambda^{\alpha+1}e^{-\beta\lambda}$$

です．これを

$$P\left(\frac{1}{\lambda}\right)\sim \mathrm{IG}(\alpha,\beta)$$

と記します．今，観測値$x_i(i=1,\cdot\cdot\cdot,n)$が得られたとすると，尤度関数$L(p)$は

$$\lambda e^{-\lambda x_1}\times\cdot\cdot\cdot\times\lambda e^{-\lambda x_n}=\lambda^n e^{-\lambda(x_1+\cdot\cdot\cdot+x_n)}$$

ですので，事後確率は

$$P\left(\frac{1}{\lambda}\,\middle|\,x\right)=L(p)\frac{\beta^{\alpha}}{\Gamma(\alpha)}\lambda^{\alpha+1}e^{-\beta\lambda}\propto\lambda^n e^{-\lambda(x_1+\cdot\cdot\cdot+x_n)}$$
$$\times\frac{\beta^{\alpha}}{\Gamma(\alpha)}\lambda^{\alpha+1}e^{-\beta\lambda}\propto\lambda^{n+\alpha+1}e^{-\lambda(\beta+x_1+\cdot\cdot\cdot+x_n)}$$

となり，事後確率も

$$\mathrm{IG}(\alpha+n,\beta+x_1+\cdot\cdot\cdot+x_n)$$

の尺度付き逆ガンマ分布に従います．

尺度付き逆ガンマ分布の母数α，βの値は研究者が設定します．ここでは$\alpha=2$，$\beta=4$とします[脚注4-5)]．

脚注4-5)　Gilesらは尺度付き逆ガンマ分布の母数を$\alpha=2.001$，$\beta=4.614$としています．

D. 各群の CR 発現の確率分布

群 1，群 2 での効果発現確率 q_1，q_2 は群 0，群 1，群 2 の CR に至る期間をそれぞれ $\frac{1}{\lambda_0}$，$\frac{1}{\lambda_1}$，$\frac{1}{\lambda_2}$ とすると，

$$q_1=P\left(\frac{1}{\lambda_1}<\frac{1}{\lambda_0}\right)=P\left(\frac{1}{\lambda_0}-\frac{1}{\lambda_1}>0\right),\ q_2=P\left(\frac{1}{\lambda_2}<\frac{1}{\lambda_0}\right)=P\left(\frac{1}{\lambda_0}-\frac{1}{\lambda_2}>0\right)$$

となります．

臨床試験の開始時，割り当て確率は $\pi_0=\pi_1=\pi_2=\frac{1}{3}$ です．開始後の今，群 0，群 1，群 2 において観測値（CR に至るまでの日数）がそれぞれ 4 人ずつ以下のように得られているとします．

群 0：28, 29, 33, 34
群 1：6, 10, 20, 30
群 2：7, 14, 30, 37

このとき，$\frac{1}{\lambda_0}$，$\frac{1}{\lambda_1}$，$\frac{1}{\lambda_2}$ それぞれの事後確率は，

$$P\left(\frac{1}{\lambda_0}\middle|x_0\right)\sim \mathrm{IG}(2+4,\ 4+28+29+33+34)=\mathrm{IG}(6,\ 128)$$

$$P\left(\frac{1}{\lambda_1}\middle|x_1\right)\sim \mathrm{IG}(2+4,\ 4+6+10+20+30)=\mathrm{IG}(6,\ 70)$$

$$P\left(\frac{1}{\lambda_2}\middle|x_2\right)\sim \mathrm{IG}(2+4,\ 4+7+14+30+37)=\mathrm{IG}(6,\ 92)$$

であるため，

$$q_1=P\left(\frac{1}{\lambda_1}<\frac{1}{\lambda_0}\right)=P\left(\frac{1}{\lambda_0}-\frac{1}{\lambda_1}>0\right)=0.79$$

となり（図 4-19），

$$q_2=P\left(\frac{1}{\lambda_2}<\frac{1}{\lambda_0}\right)=P\left(\frac{1}{\lambda_0}-\frac{1}{\lambda_2}>0\right)=0.68$$

となります（図 4-20）．このとき，

$$\pi_1=\frac{2}{3}\frac{0.79^2}{0.79^2+0.68^2}=0.38,\ \pi_2=\frac{2}{3}\frac{0.68^2}{0.79^2+0.68^2}=0.28,\ \pi_0=1-(0.38+0.28)=0.34$$

とそれぞれの調整された割り当て確率が求まります．

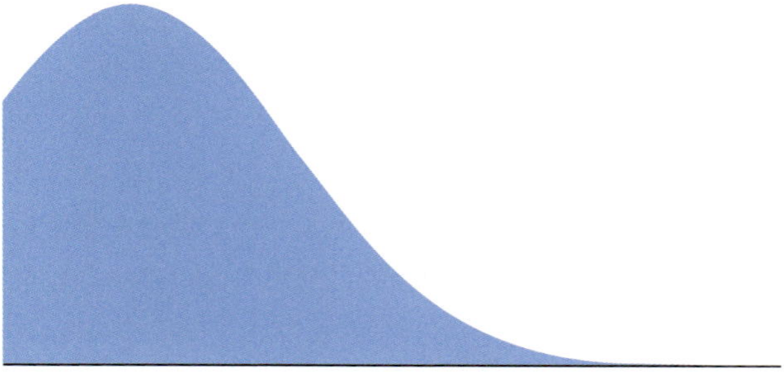

図 4-19 $\frac{1}{\lambda_0}-\frac{1}{\lambda_1}$ の事後分布の確率密度曲線

$\frac{1}{\lambda_0}-\frac{1}{\lambda_1}>0$ となる事後確率は曲線下の面積で計算されます．ちなみにランダムサンプリングまたはマルコフ連鎖モンテカルロ法で計算します

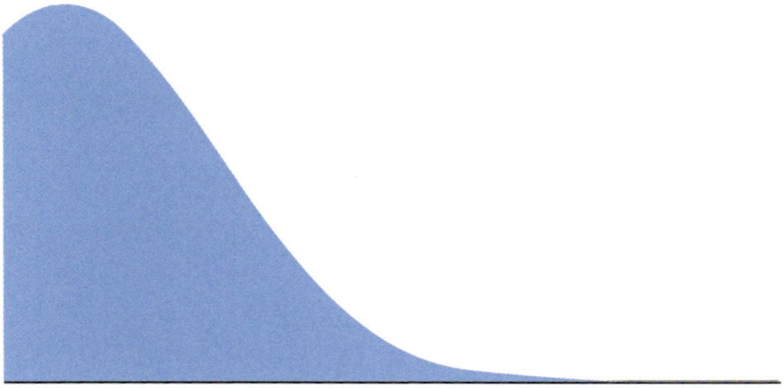

図 4-20 $\frac{1}{\lambda_0}-\frac{1}{\lambda_2}$ の事後分布の確率密度曲線

$\frac{1}{\lambda_0}-\frac{1}{\lambda_2}>0$ となる事後確率は曲線下の面積で計算されます

これ以降，被験者を追加で登録する際，9 人を群 1，群 2，群 0 で 3 人：3 人：3 人と割り当てるのではなく，10 人を 4 人：3 人：3 人などと割り当てるようにします[脚注 4-6)]

10 人を追加で登録したとき，新しい割り当てを行い新たな 10 人に対して 1 人 1 人に CR となる期間を観測します．累計の被験者数は群 1 で 4＋4＝8 人，群 2

脚注 4-6) 100 人新たにエンロールするのでしたら，群 1：38 人，群 2：28 人，群 0：34 人に近い割り当てとなるのですが，割り当ては確率的にきまるため，少人数ですと群間で差をつけて割り当てるのがなかなかむずかしいかもしれません．

で $4+3=7$ 人，群0で $4+3=7$ 人となり，各群の結果を蓄積して逐次ベイズ推測を更新し，さらにランダム化の割り当て比を調整していくことができます．

E. 除外ルール

開始後に治療群間で効果に圧倒的な差が生じてきた場合を想定しましょう．このときは割り当て比の調整以前に，圧倒的に効果の低い群への新規患者の割り当てを見合わせる必要が生じます．

1) q_1 または q_2 の事後確率が明らかに大きな値（たとえば $q_1>0.85$，または $q_2>0.85$）を得た場合

群0（対照群）の効果が明らかに低いとみなし，以後は群0への割り当ては停止されます．この場合，残る2群での割り当てルールをあらかじめ設定しておかなければなりません．

ここで群1と群2の間で，$r=P\left(\frac{1}{\lambda_2}>\frac{1}{\lambda_1}\right)=P\left(\frac{1}{\lambda_2}-\frac{1}{\lambda_1}>0\right)$ となる効果発現確率 r を設定し，$\pi_1=\frac{r^\gamma}{r^\gamma+(1-r)^\gamma}, \pi_2=1-\pi_1$ として割り当て確率を計算します．

2) q_1 の事後確率が明らかに小さな値である場合

たとえば $q_1<0.15$，または $r<0.15$ のとき群1の効果が明らかに低いとみなし，以後群1への割り当ては停止されます．このとき $\pi_2=\frac{q_2^\gamma}{q_2^\gamma+(1-q_2)^\gamma}, \pi_0=1-\pi_2$ として割り当て確率を計算します．

3) q_2 の事後確率が明らかに小さな値である場合

たとえば $q_2<0.15$，または $r>0.85$ のとき群2の効果が明らかに低いとみなし，以後群2への割り当ては停止されます．このとき $\pi_1=\frac{q_1^\gamma}{q_1^\gamma+(1-q_1)^\gamma}, \pi_0=1-\pi_1$ として割り当て確率を計算します．

1)～3) いずれの場合でも，他の群での成績が悪くなった場合に，割り当てが停止されていた群の試験を再開することもできますが，中止・再開のルールはあらかじめ研究計画に明記しておいたほうがよいでしょう．

F. 備　考

さて，アダプティブランダム化デザインのこの例について残った疑問について述べようと思います．

1) アウトカムを他のものにした場合は？

アウトカムをCRが得られるまでの時間など期間ではなく，「効果あり・効果なし」の2値データにするという方法もあります[1)]．この場合は効果あり・効果なしのベルヌーイ試行を繰り返すことになるので，アウトカムの発生確率のモデルは二項分布，その事後分布（事前分布）はベータ分布になります．効果あり・効果なしが比較的短期間で判定できる事例では，二項分布とベータ分布の推測を使うという手もOKだと思います．

2) 調整パラメータγの値

研究者が独自にγの値を設定できるのは恣意的ではないのか？と思うかもしれませんが，研究計画を立てるときに判断に迷う場合が考えられます．Thallらはγの値を$\gamma=\frac{n}{2N}$〔N：総標本サイズ，n：解析時点の標本サイズ〕で求められるγを用いることを提唱しています[2)]．

3) 逆ガンマ分布（事前分布）の母数の値

なぜ$\alpha=2$，$\beta=4$としているのか？と疑問に思うかもしれませんが，用量探索（用量漸増）デザインの項目で述べたのと同様，今までの経験（既存の文献）や手元のデータ（予備試験やこれまでの臨床データ，類似した薬物のデータ）をもとに決める（外挿する）などが考えられます．事前分布をなるべく情報のない，漠然としたものにして観測を開始するというやり方のほうが研究者の主観が排除されてよいのではないか？という考え方はたしかにあると思います．ただし，事前情報が無情報に近い状態から始めると，ベイズ更新を頻回に行っていけばやがて到達するであろう事後確率に至るまでの症例数を集めるのが大変である，ということもありますし（そもそも何でベイズ推測を使うの？という話になりかねません），開始直後の症例数のまだ少ない状態だと観測値を加えるごとに得られる事後情報が大きく変わるので，研究者におおよそのデータがあるのでしたら，それを事前情報に援用するのも手だと思います[脚注4-7)]．

4) 除外ルールで判断の基準をなぜ0.85とか0.15にしているのでしょうか？

$q_1>0.85$，または$q_2>0.85$の0.85というのは，群0（対照群）よりも群1または群2のほうが優れている確率（確信度）です．$r>0.85$の0.85というのは，群2よりも群1のほうが優れている確率（確信度）です．「十中八九，群0（対照群）よりも群1または群2のほうが優れている」の「十中八九」が8割から9割の確

脚注4-7) ただし，もし事前情報が適切なものではない場合，かえって事前情報が推測にバイアスとして働く恐れが生じうるので，事前情報の選択と使用には注意が必要になります．

信度，と考えると 8 割と 9 割の間くらいの 0.85 はまず妥当な感じがします．頻度論的統計学の検定で用いられる有意水準の $1-0.05=0.95$ とか $1-0.01=0.99$（これは厳密には確率というより頻度）まで厳しめに取る必要はなさそうです．さすがに 0.5 となるといわゆる「五分五分」の丁半博打と変わらないのでまずいと思いますが，研究者によってもし「0.7」とか「0.8」と設定しているとしたら，一概に「それはおかしい」ともいい切れないと思います．

$q_1<0.15$ で群 1 への割り当て中止は，群 0（対照群）と群 1 はほとんど優劣が変わらないという確信を表しています．$r<0.15$ で群 1 への割り当て中止は，群 1 と群 2 はほとんど優劣が変わらないという確信を表しています．やや極端かもしれませんが，$q_1<0.5$ の状態で「群 0（対照群）よりも群 1 または群 2 のほうが優れているのは五分五分未満」，$r<0.5$ の状態で「群 2 よりも群 1 のほうが優れているのは五分五分未満」の解釈にもなりえるので，研究者の考え方によっては 0.15 よりも少し高い事後確率で群 1 の中止を判断するケースもなくはないと思います．

G. 他の方法について

本項で解説している方法は，複数の群のうち 1 つを選んで，それをもとに他の群の割り当て確率を計算するもので，fixed reference adaptive randomization（FAR）とよばれる方法です．これとは別に，効果発現時ごとに各群のなかから参照群を毎回選び直し，参照群をもとに各群の割り当て確率をそれぞれ求める moving reference adaptive randomization（MAR）[3] とよばれる方法もあります．

4. I/II 相シームレス試験への応用

II 相で行われるアダプティブランダム化は，前項で述べられた I 相で実施されるアダプティブ用量探索と組み合わされて，I/II 相シームレス試験として統合的に行われることがあります．試験をシームレスで実施することにより，試験の計画，実施，データ収集にかかる時間とコストが節約され，より効率的な薬剤や治療法の開発を行うことができます[4]．

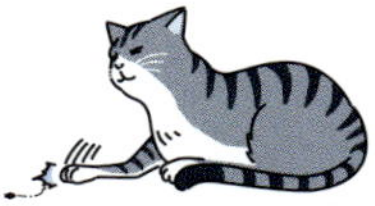

まとめ

- ベイズ流アダプティブランダム化デザインでは，パラメータの不確実性を幅をもった事後確率として計算し，非ベイズ流手法よりもエビデンスにより基づいた決定を行うことができます．
- 反面，計算が複雑になりやすくなります．

■文　献

1）竹林由武：しなやかな臨床試験デザイン：適応型デザインによる効率化．心理学評論 2018；61：86-100.
2）Thall PF, et al.：Practical Bayesian adaptive randomization in clinical trials. Eur J Cancer 2007；43：859-866.
3）Yin G：Moving-Reference Adaptive Randomization. In：Clinical Trial Design：Bayesian and Frequentist Adaptive Methods. 1st ed, Wiley, 2012：242-246.
4）Chow SC，他：アダプティブ２段階デザイン．平川晃弘，他（監訳）：臨床試験のためのアダプティブデザイン．朝倉書店，2018；137-157.

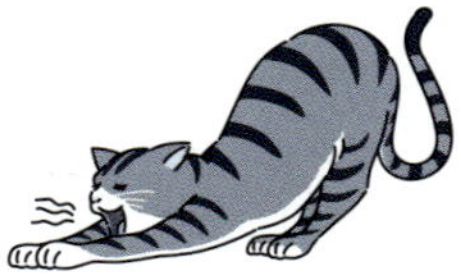

3　アダプティブ群逐次デザイン

POINT

- 中間解析を逐次行う群逐次デザインにベイズ更新の考え方が取り入れられます.
- ベイズ流手法のおもな利点は，将来の効果が得られる確率の予測が可能なことです.

1. 群逐次デザインとは

群逐次デザイン（group sequential design）は，被験者を異なる治療または介入を行ういくつかの群に割り当て，データの蓄積とともに逐次的に中間解析を行い，中間解析の結果に基づいて安全性，有効性，無益性（早期中止）の決定を行う臨床試験のデザインの 1 つです（図 4-21）. 群逐次デザインに加えてサンプルサイズの再調整・試験デザインやプロトコルの調整または変更・投与量や治療期間の再調整を可能とした，アダプティブな群逐次デザインが近年では用いられます[1].

2. 群逐次デザインはどのような場合に用いられるか

何回も中間解析を実施し評価を行うため，有効性と安全性の評価・最適投与量の特定などにおいて迅速な意思決定ができる可能性があります. 少数の被験者で試験が終了できることや研究のコストや時間を節約できることから，臨床試験の第 II 相試験に適しています. さらに，第 1 段階として第 II 相試験を行い，劣った群を脱落させ，第 2 段階の第 III 相試験に進むといった，同時期に第 II 相と第 III 相を行うある種の第 II/III 相シームレス臨床試験（図 4-22）にも群逐次デザインは応用されます[2, 3].

3. 群逐次デザインにベイズ流手法が用いられる利点

ベイズ更新によって観測データから結果（事後確率）を即座に計算するベイズ統計手法は，そもそも中間解析を逐次行う群逐次デザインによくあうといえます. また，ベイズ流手法のおもな利点は，将来の観測についての予測が可能なことです. 特に群逐次デザインについては，治療の割り当て数と結果において考えられうる場合を想定して計算することでシミュレーションを行い，シミュレー

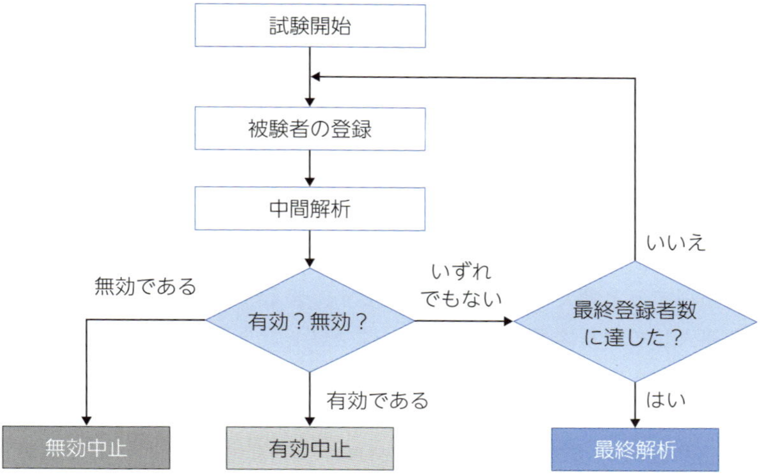

図 4-21　群逐次デザインのイメージ図

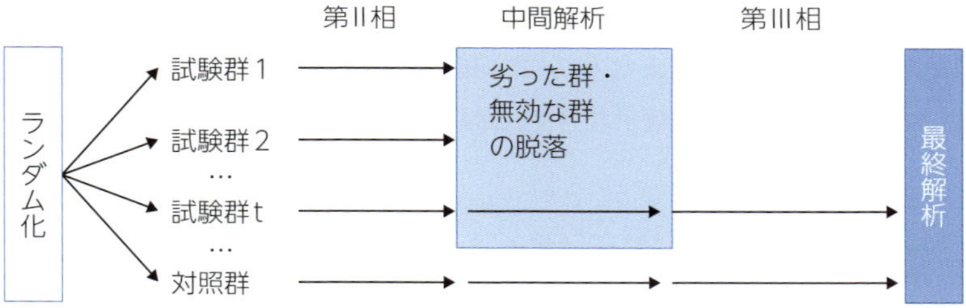

図 4-22　第II/III相シームレス臨床試験の例
シームレス試験にはほかにもいくつかのパターンがあります[4)]

ション時点の累積データから将来の効果が得られる確率を理解できます．たとえば次々項 5-D で後述の通り，予測確率を計算し，試験の早期有効中止・早期無効中止を決定することもできます．

4. タイプIエラーの制御：群逐次デザインを行うにあたって

中間解析の結果による意思決定を繰り返す群逐次デザインでは，タイプIエラー（第1種の過誤）の増大に注意しなければなりません．具体的には差がない（効果がない）ものを差がある（効果がある）と判断してしまうことです．たとえば第 II 相臨床試験で有効であると判断した新薬・新規治療法が第 III 相試験で無効とされてしまう原因になりえます．頻度論的統計学手法において，帰無仮説に対する検定を行う際のタイプ I エラーの多重性とその対応はよくみかけられるものですが（たとえば多重比較などで），ベイズ流手法であっても群逐次デザインにおいてはタイプ I エラーの多重性に気を付けるべきであるとされます．どうしてなのでしょうか？　中間解析で事後確率を計算したとして，そこに意思決定の場が生じる限り，その意思決定ごとの判断が正しかった確率・誤っていた確率はその都度存在すると考えられているからです．ましてやアダプティブな群逐次デザインを導入している場合，言い換えればプロトコルそのものを逐次調整した場合はその時点から別の実験・別の段階の意思決定が始まったとみなせるので，タイプ I エラーを生じる機会が新たに加わったと考えられます．つまり，FDA などの規制当局[5)] はベイズ流アダプティブデザインの研究にも非ベイズ流のアダプティブデザインの研究と同じ原則が適用されるとし，タイプ I エラーを制御するよう求めています[脚注 4-8)]．

ただし，ベイズ統計では頻度論的統計学のように，帰無仮説と対立仮説を設定して検定を行うことがありませんので，後述するようにベイズ流タイプ I エラーの定義については頻度論的統計学手法とは異なるものになります．

5. ベイズ流群逐次デザインの例

A. 最も単純なモデル

以下のような試験を想定します．

①対照群と治療群の 2 群とします．

②結果（アウトカム）は効果発現あり/なしの 2 値とします．

③被験者は 1 対 1 の割付比で，1 ステップで各群に人数 m が割り当てられます（固定ブロックのランダム化）．

④各群に割り当てられた m 人の測定された結果の後にその都度評価（効果ありの人数，効果なしの人数の観測）をします．

対照群と新薬の治療群に被験者を割り当て，直後に観測された結果が 2 値で

脚注 4-8)　頻度論的統計学におけるタイプ I エラーの考え方について，多くのベイズ統計学者は批判的です．ベイズ統計学は，事前情報の信頼性の高低と，得られた特定の観測値を重視するものであり，テストされる仮説の数に依存するタイプ I エラーを調整する必要性はない，というのが本来のベイズ統計学の立場だからです[6)]．

あるという単純な状況について考えます．対照群の奏効率を θ_0，治療群の奏効率を θ_1 として，すべての治療について独立したベルヌーイ結果を仮定します．

いずれかの群に割り当てられた各被験者の治療の結果は，1（効果あり）か 0（効果なし）の 2 値となり，ベルヌーイ分布に従います．

そのステップの各群に割り当てられた被験者のうち，効果ありの人数を対照群 s_0，治療群 s_1，効果なしの人数を対照群 f_0，治療群 f_1 とすると，θ_0, θ_1 の事後確率を求める際の尤度は,

$$\theta_0^{s_0}(1-\theta_0)^{f_0} \times \theta_1^{s_1}(1-\theta_1)^{f_1}$$

となります．θ_0, θ_1 は独立であることから，それぞれの群の累積試行データを D_0, D_1，事前分布をベータ分布 $\mathrm{Be}(\alpha_0, \beta_0)$，$\mathrm{Be}(\alpha_1, \beta_1)$ とすると θ_0, θ_1 それぞれの事後分布である

$Pr(\theta_0 \mid D_0)$ は $\mathrm{Be}(s_0+\alpha_0, f_0+\beta_0)$,
$Pr(\theta_1 \mid D_1)$ は $\mathrm{Be}(s_1+\alpha_1, f_1+\beta_1)$,

にそれぞれ従うことになります．

ここで，観測値から得られた両治療群の結果を比較します（その基準は事前に定義しておきます）．

Φ_{U} と Φ_{L} がそれぞれ事後確率の上限（有効性を判断する停止境界）と下限（劣っていることを判断する停止境界）を表すものとし，試験の各ステップで θ_1 と θ_0 の差の事後確率 $Pr(\theta_1 > \theta_0 + \delta \mid D_0, D_1)$ の値を計算します．ここで δ は MICD（minimally important clinical difference：最小臨床重要差）または MID（minimally important difference：最小重要差）です．

その結果，$Pr(\theta_1 > \theta_0 + \delta \mid D_0, D_1) > \Phi_U$ の場合は，その治療群が対照群より優れているとし，治療群は効果ありと宣言して試験は終了です．

$\Phi_{\mathrm{L}} < Pr(\theta_1 > \theta_0 + \delta \mid D_0, D_1) < \Phi_U$ の場合は，次の被験者 m 名の登録と試験を行います．

$Pr(\theta_1 > \theta_0 + \delta \mid D_0, D_1) < \Phi_L$ の場合は，その治療群が対照群より劣っているとし，治療群の無益性を宣言して試験は終了です[脚注 4-9]．

脚注 4-9）　$\theta_1 > \theta_0 + \delta$ すなわち $\theta_1 - \theta_0 > \delta$ で，$\theta_1 - \theta_0$ の事後確率は第 3 章 1-2-Eのモンテカルロ法か第 3 章 3のマルコフ連鎖モンテカルロ法で計算されます．

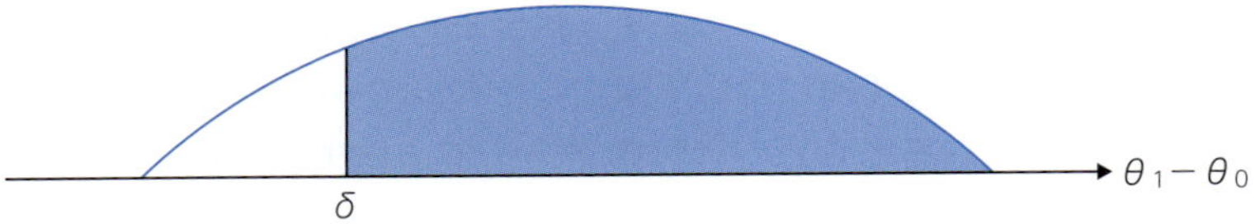

図 4-23　ベイズ流で想定されるタイプ I エラー
$\theta_1 > \theta_0 + \delta$ である事後確率，つまり $\theta_1 - \theta_0 > \delta$ である事後確率（図の■部分の面積）が Φ_U を超える場合，試験は終了し，効果ありと宣言されます．その際，真実では効果がない（$\theta_1 \leqq \theta_0 + \delta$ である）にもかかわらず，誤って効果があると判断される確率がベイズ流のタイプ I エラーとなります．

B. ベイズ流群逐次デザインにおけるタイプ I エラー

意思決定を 1 回したときの，ベイズ流タイプ I エラーは A のモデルだと，真実では $\theta_1 \leqq \theta_0 + \delta$ であるにもかかわらず，事後確率が Φ_U を超えると判断される確率であるといえます（図 4-23）．

C. ベイズ流タイプ I エラーの計算と制御

Shi らは，「k 回の中間解析で生じるタイプ I エラー率は各中間解析ごとに m 人ずつ被験者を加えて，k 回の中間解析を終えたときにその群が有効域に達する（事後確率＞Φ_U となる）確率である．全体のタイプ I エラー率は，1 回，・・・，k 回のそれぞれの中間解析で生じたタイプ I エラーの累積和となる．タイプ I エラーの制御はこの累積和が試験計画時に設定したタイプ I エラー率内に維持できればよい．ただし，そのためにはシミュレーション計算を繰り返し最適な Φ_U を求める必要がある」と述べています[7)]．

具体的には MICD または MID，中間解析の回数，事前情報，ランダム化割り当て比，奏効確率，サンプルサイズなどの変数の値を各々変化させたシミュレーションを行い，停止境界の最適値を設定してタイプ I エラーを制御する方法[8)]などがあります．

ただし，単に過誤確率を設定するだけでは，治療のベネフィット・リスクやコストを考慮していないとの問題点も指摘されています．坂巻らは意思決定に影響する重要な要素を考慮した開発プロセス全体が最適となるように各臨床試験をデザインすることが重要であり，タイプ I エラーの制御よりも効用関数を組み入れたベイズ流サンプルサイズの設計を提唱しています[9)]．

D. 予測確率を用いた早期中止ルール

中間解析の段階で，試験の成り行き（特に無効の判断）が確率的に予測できれば，それ以降の被験者に（漫然と）試験を続けることなく臨床試験の実施期間とコストを節約することができ，倫理的にも問題が少なくなることが期待できます．ここではベイズ推測を応用した予測方法を紹介します．

Aのような，効果あり/効果なしの2値で結果の出る回数（データ）が二項分布に従い，その母数である奏効確率 θ がベータ分布（母数 α, β）を取るとき，効果ありの回数 x は，ベータ二項分布に従います[10]．

ベータ二項分布の確率密度関数は $P(X=x)=\binom{n}{x}\dfrac{B(x+\alpha, n-x+\beta)}{B(\alpha, \beta)}$ となります〔$B(\alpha, \beta)$ は母数 α, β のベータ関数〕．

ある時点の中間解析で，対照群と治療群にそれぞれ M_F 人の被験者が登録され，中間解析までに F_0 人，F_1 人の奏効が観測されたとき，中間解析後から最終解析の間に登録される被験者を各群ともに M_L 人と予測し，各々 L_0 人，L_1 人の奏効があるとします．

このとき，F_0, F_1 の値でベータ二項分布によって L_0, L_1 の値を確率で予測することができます．すなわち，

$$P(L_0|F_0)=\binom{M_L}{L_0}\frac{B(F_0+L_0+\alpha_0, M_F+M_L-F_0-L_0+\beta_0)}{B(F_0+\alpha_0, M_F-F_0+\beta_0)},$$

$$P(L_1|F_1)=\binom{M_L}{L_1}\frac{B(F_1+L_1+\alpha_1, M_F+M_L-F_1-L_1+\beta_1)}{B(F_1+\alpha_1, M_F-F_1+\beta_1)}$$

ここで，

$Pr(\theta_0 \mid M_F+M_L)$ は $\mathrm{Be}(F_0+L_0+\alpha_0, M_F+M_L-F_0-L_0+\beta_0)$,
$Pr(\theta_1 \mid M_F+M_L)$ は $\mathrm{Be}(F_0+L_1+\alpha_1, M_F+M_L-F_1-L_1+\beta_1)$,

にそれぞれ従います〔$\mathrm{Be}(\alpha, \beta)$ は母数 α, β のベータ分布〕．

観測された M_F，F_0，F_1 のもと，最終解析で試験が有効である予測確率（正確には事後予測確率）は，$P(L_0 \mid F_0)P(L_1 \mid F_1)$ を $L_0=0, 1, \cdots, M_L$，$L_1=0, 1, \cdots, M_L$ で考えられうる L_0，L_1 の値の組み合わせでひとつひとつ計算して総和したものになります[11]．

ただし，それぞれの L_0，L_1 の値で $\{Pr(\theta_1-\theta_0 \mid M_F+M_L)>\delta\}>\Phi_U$ が偽の場合，そのときの $P(L_0 \mid F_0)(P(L_1 \mid F_1)$ を0とします．

この計算は M_F，F_0，F_1，M_L，L_0，L_1，の値の設定を変化させて行うシミュレーションとなります．

最終解析で試験が有効である予測確率は，有効性と無効性のルールとして予測確率について適切に設定された有効・無効ルールのしきい値と比較され，同有効ルールでのしきい値よりも高い場合は有効中止，無効ルールでのしきい値よりも低い場合は無効中止と判断されます．

E. 2 値データ形式以外のエンドポイントについて

この項では結果が 2 値データのものについて説明していますが，結果が正規分布に従う場合[7, 11)]，生存時間エンドポイントを用いる場合[9, 12)]についてもそれぞれベイズ的群逐次デザインが提唱されています．

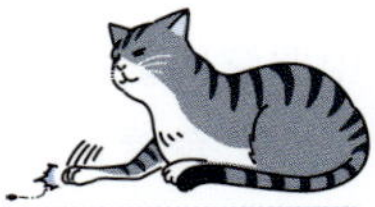

まとめ

- 中間解析を繰り返すため，ベイズ流手法でもタイプ I エラーについての配慮が求められます．
- ベイズ流手法を用いることで試験の成り行きを確率的に予測でき，早期有効中止・早期無効中止を判断することができます．

■ ベイズ流アダプティブデザインを使った他の論文 ■

（ベイズ流アダプティブデザインで I/II 相シームレスデザインについて解説されたレビュー論文として）

① Zang, Y, et al.：Adaptive phase I–II clinical trial designs identifying optimal biological doses for targeted agents and immunotherapies. Clin Trials 2024；21：298–307.
doi：10.1177/17407745231220661.

（ベイズ流アダプティブデザインで，最適用量デザインに用いられる種々のベイズ手法を解説したレビュー論文として）

② Zhang J, et al.：Adaptive Bayesian information borrowing methods for finding and optimizing subgroup-specific doses. Clin Trials 2024；21：308–321.
doi：10.1177/17407745231212193.

■文　献

1）長島健悟，他：アダプティブデザインの基礎―実例とともに．医学のあゆみ 2022；280：442-450.
2）Duputel B, et al.：Using dichotomized survival data to construct a prior distribution for a Bayesian seamless Phase II/III clinical trial. Stat Methods Med Res 2023；32：963-977.
3）Chow SC, 他：アダプティブ 2 段階デザイン．平川晃弘，他（監訳）：臨床試験のためのアダプティブデザイン．朝倉書店，2018；137-157.
4）Chow SC, 他：アダプティブシームレスの統計的検定．平川晃弘，他（監訳）：臨床試験のためのアダプティブデザイン．朝倉書店，2018；109-117.
5）FDA：VI. 特別な考慮事項とトピック．日本製薬工業協会 医薬品評価委員会 データサイエンス部会（訳）：アダプティブデザインに関する FDA ガイダンスの邦訳．製薬協，2021；25-32.
6）Spiegelhalter DJ, et al.：Type I and Type II error. In：Bayesian Approaches to Clinical Trials and Health-Care Evaluation. John Wiley & Sons Inc, 2004；127.
7）Shi H, et al.：Control of Type I Error Rates in Bayesian Sequential Designs. Bayesian Anal 2019；14：399-425.
8）Ding Y：A randomized Bayesian optimal phase II design with binary endpoint. J Biopharm Stat 2023；33：151-166.
9）坂巻顕太郎，他：ベイズ流決定理論を用いる臨床試験：効用とサンプルサイズ設計．計量生物学 2020；41：55-91.
10）蓑谷千凰彦：統計分布ハンドブック．朝倉書店，2003：636-638.
11）Dmitrienko A, et al.：Bayesian predictive approach to interim monitoring in clinical trials. Stat Med 2006；25：2178-2195.
12）Phadnis MA, et al.：Group sequential design for time-to-event data using the concept of proportional time. Stat Methods Med Res 2020；29：1867-1890.

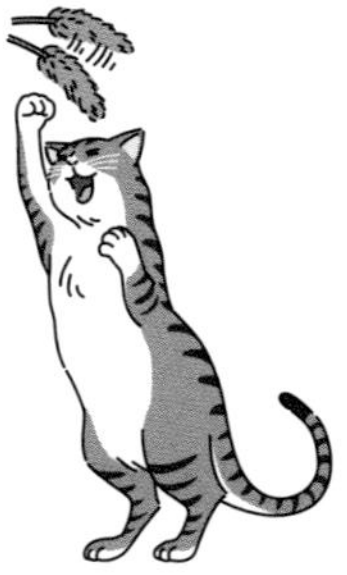

索　引

和文索引

あ行

アールハット　107
アダプティブ
　―― 仮説デザイン　137
　―― 群逐次デザイン　136, 158
　―― 治療切り替えデザイン　136
　―― デザイン　7, 136
　―― 用量探索デザイン　136
　―― ランダム化デザイン　147, 136, 150
安全性　158
異質性　97
イジング模型　47
　―― 様分布　21, 101
　―― 様乱数　48
陰性検査的中率　2, 12
エネルギー保存の法則　92
エンドポイント　164

か行

回帰モデルの変数選択　110
階層ベイズモデル　71
介入群　99
介入試験　129
可逆性　58, 87
確信区間　20
確信度　20, 133
確率的依存性　71
確率密度　84
確率密度曲線　85
数打ち法　50
仮説の検定　20
関数的依存性　71
観測値のアイテム数　114
観測データ　40
感度　2
ガンマ分布　26, 27
偽陰性　2
幾何分布　18
棄却サンプリング連鎖アルゴリズム　89
ギブス・サンプリング　80
　―― が使えない場合　82
逆ガンマ分布　36, 155
既約的かつ非周期的な行列　58
擬陽性　2
共変量　123
群逐次デザイン　158
傾向スコア　120
計算反復数　105
継続的再評価法　138
効果量　99
交換可能性　40
固定的ランダム化　147
コホート研究　120
混合分布モデル　111

さ行

最高事後密度信用区間　125
最高事後密度領域　125
最小重要差　161
最小臨床重要差　161
最大耐用量　139
サンプリング　54, 60
　―― における記憶の喪失　67
　―― のアルゴリズム　82
　―― の原理　54
　動的な ――　59
　不安定な ――　106
サンプリング法の選択　101
サンプルサイズ　122, 147
サンプル数　38
ジェフリーズの法則　23
事後確率　11, 17, 20, 133
事後分布　17
事後予測確率　163
事後予測分布　110
指数分布　27, 150
システマティックシミュレーション　48
事前確率　11, 21
自然共役事前分布　16, 36
事前情報　2, 17, 18, 21
　―― があるとき　30
　―― がないとき　33
事前分布　17, 34, 155
事前無情報　116
事前予測分布　109
悉皆調査　4
シミュレーション　97
　―― 実行の評価方法　104
　―― の収束状況　106
　―― の手順　104
尺度付きガンマ分布　36
尺度付き逆カイ二乗分布　34
収束　68
周辺尤度　109
条件付き確率　10
条件付き事後確率分布　59
詳細釣り合い　58, 87
状態遷移確率　55
情報量規準　110
除外ルール　143, 154, 155
真陰性　2
人時　25
信用区間　20, 124
真陽性　2
信頼区間　20, 124
酔歩連鎖アルゴリズム　89, 91
ステップ　63
正規分布　29
静的モンテカルロ法　54
絶対的指標　104
線形回帰モデル　111
全数調査　4
早期中止　158
　―― ルール　162
早期無効中止　159
早期有効中止　159
相対的指標　104
相対評価　84
相対リスク　103

た行

第 1 種の過誤　134, 159
第 I 相(臨床)試験　137, 139

第II/III相シームレス臨床試験　158
対照群　99
対数オッズ比　99
大数の法則　50
タイプIエラー　134, 159
——の多重性　160
多次元正規分布　83
多重積分　76
ダミーデータ　111
単純回帰モデル　72
チェーン　105
中間解析　131, 132, 158
中心信用区間　125
超幾何分布　5, 24
調整オッズ比　126
調整パラメータ　150, 155
提案分布　88, 89
定常状態　56
定常分布　58, 68
適応的デザイン　7
適応的ランダム化研究　148
手持ちの情報を事前情報に用いた場合　60
等裾事後信用区間　125
同時確率　26
——分布　72
同時事後確率　85
動的なサンプリング　59
特異度　2
毒性確率間隔　139
特定検診等情報データベース　5
独立に同一の分布に従う　40
独立連鎖アルゴリズム　89
トレースプロット　64

な行

ナショナルデータベース（NDB）　5
二項データ　14
二項分布　15, 19
ノンパラメトリック　43

は行

バーンイン　64, 105
バイアス　21, 42
バイオマーカーアダプティブデザイン　137
ハザード比　132
パチンコ　83
——法　50
発生率　25
発生割合　14
ハミルトニアン　92
——モンテカルロ法　91
パラメトリックな確率分布　43
バリデーション・スタディ　3
半コーシー分布　90
標本自己相関係数　108
比例ハザードモデル　129
頻度論的統計学　10, 20, 38
ファーマコメトリックモデリング・シミュレーション　145
不安定なサンプリング　106
フォレストプロット　103
不均一性　97
負の二項分布　18
不変分布　58
ブラックボックス　94
プロペンシティ・スコア　120
分散　29
分子軌道法　92
分子シミュレーション　47
平均　29
——の推論　37
ベイズ
——・ファクター　109
——関連論文数　7
——更新　21
——の定理　10
ベイズ推測　12
——の基本的な流れ　14
——の特徴と制限　42
ベイズ流
——Cox回帰モデル　129, 135
——アダプティブデザイン　136, 164
——アダプティブランダム化デザイン　150
——オッズ比　125
——仮説検定　110
——メタアナリシス　97
——量漸増デザイン　142
——用量探索デザイン　142
——ロジスティック回帰モデル　120, 128
ベータ二項分布　163
ベータ分布　16, 46
ベルヌーイ試行　15
ベルヌーイ分布　18
変量効果モデル　97
ポアソン分布　25

ま行

間引き数　68, 105
マルコフ過程　54
マルコフ連鎖　54, 55
マルコフ連鎖モンテカルロ法　54, 124
——シミュレーション　123
無益性　158
無情報　17, 21
メタアナリシス　97
メトロポリス・ヘイスティングス法　82, 83, 87, 88
メトロポリス法　85
面積計算　50
モデリング　97
モデル分布　15, 26
モンテカルロ法　47, 48

や行

有効性　158
尤度　11
有病率　3
有病割合　3, 4
——推測　24
陽性検査的中率　2, 12
用量決定　139
用量漸増デザイン　137, 142
用量増減デザイン　137
用量探索デザイン　137

用量毒性関数 138
用量割り当てルール 141
予測確率 162, 163
予測分布 103

ら行

乱数 50
ランダムウォーク連鎖アルゴリズム 89
ランダム化確率 149
ランダム化比較試験 97, 129
ランダムサンプリング 52
率比 29
臨床診断 2
例外ルール 143
レセプト情報 5
ロジスティック回帰モデル 120, 128

わ行

ワイブル分布 27
割り当て確率 149

数字・欧文索引

I/II相シームレス試験 156
2次解析 131
2変量正規分布 104
3+3法 137
95% highest posterior density region（95% HDR） 125
95% 最高事後密度信用区間 125
95% 最高事後密度領域 125
95% 信用区間 20
95% 中心信用区間 125
95% 等裾事後信用区間 125

A〜G

adaptive design 136
adaptive dose finding（escalation）design 136
adaptive group sequential design 136
adaptive hypothesis design 137
adaptive randomization design 136
adaptive treatment-switching design 136
biomarker adaptive design 137
Buffon の針 48
burn-in 64, 105
central credible interval 125
chain 105
conditional posterior distribution 59
confidence interval（CI） 20, 124
Cox 回帰モデル 129
credible interval（CrI） 20, 124
effect size 99
equal-tailed posterior credible interval 125
exchangeability 40
fixed reference adaptive randomization (FAR) 156
F 分布 28
Gelman-Rubin 統計量 107
Geweke 106
group sequential design 158

H〜N

Half-Cauchy distribution 90
Hamiltonian Monte Carlo（HMC）法 91
heterogeneity 97
highest posterior density credible interval 125
independent and identically distributed (i.i.d.) 40
interim analysis 132
iteration 105
JAGS 104
Jeffreys の法則 23
Julia 102, 104
likelihood 11
Markov chain 55
Markov chain Monte Carlo methods（MCMC 法） 54
Metropolis-Hastings algorithm（MH 法） 83
minimally important clinical difference（MICD） 161
minimally important difference（MID） 161
moving reference adaptive randomization (MAR) 156
MTD 139
natural conjugate prior distribution 16
NDB 5
negative predictive value（NPV） 2
No U-Turn Sampler (NUTS) 93

O〜U

OpenBUGS 104
overall の効果 103
person time 25
pool された効果 103
positive predictive value（PPV） 2
posterior probability 11
prior probability 11
PubMed 7
Python 102, 104
R 102, 104
$\hat{R}$ 107
random effect model 97
randomized controlled trial（RCT） 97, 129
SAS 104
Stan 93, 102, 104
Stata 104
thining 105
trace plot 64
tuning parameter 150
U ターン 93

【著者プロフィール】

井上　弘樹（いのうえ　ひろき）
新潟医療福祉大学医療経営管理学部医療情報管理学科准教授

1989年　徳島大学歯学部歯学科卒業
1999年　神戸大学医学部医学科卒業
2006年　神戸大学大学院医学系研究科修了
2010年より現職

資格等：医師，歯科医師，博士（医学）.
専　門：統計学，ベイズ統計学，医学判断学，公衆衛生学，など
学会等：日本公衆衛生学会，日本医療情報学会，日本消化器内視鏡学会，日本内科学会，
　　　　など

著者のウェブサイト：https://square.umin.ac.jp/hiroino/

結局《けっきょく》ベイズって何《なに》ができるの？
ベイズ流《りゅう》医《い》療統計《りょうとうけい》

ISBN978-4-7878-2644-2

2024年10月18日　初版第1刷発行

著　　者　井上弘樹《いのうえひろき》
発 行 者　藤実正太
発 行 所　株式会社　診断と治療社
〒100-0014　東京都千代田区永田町2-14-2　山王グランドビル4階
TEL：03-3580-2750（編集）　03-3580-2770（営業）
FAX：03-3580-2776
E-mail：hen@shindan.co.jp（編集）
eigyobu@shindan.co.jp（営業）
URL：https://www.shindan.co.jp/

表紙デザイン　株式会社オセロ
印刷・製本　株式会社 真興社
イラスト　株式会社 真興社